Hilfe! Atemnot

PATIENTEN-HANDBUCH COPD

ZDF

AOK Die Gesundheitskasse.

DEUTSCHER HAUSÄRZTEVERBAND

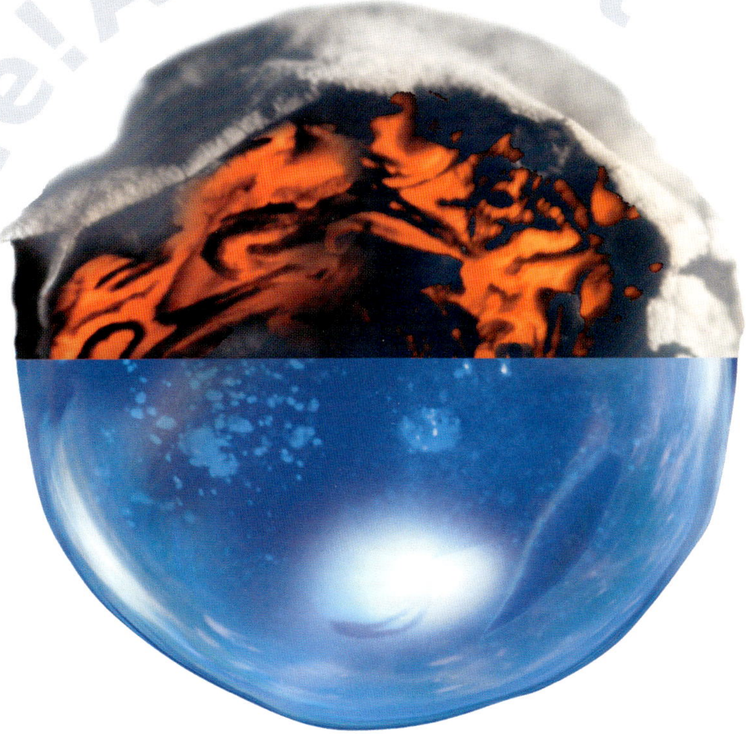

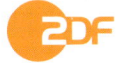

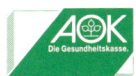

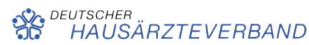

Inhalt

■ **WAS KÖNNEN SIE SELBST TUN?**

■ **DAS BEHANDLUNGSTEAM – SIE UND IHR ARZT**

Zur besseren Orientierung ist dieses Buch mit einem farbcodierten Wegweiser ausgestattet:

■ Auf den mit Rot gekennzeichneten Seiten erfahren Sie alles über die wichtigsten Schritte im Notfall, das Krankheitsbild und seine Vorgeschichte.

■ Alles zur Diagnose finden Sie auf den blauen Seiten.

■ Das grüne Kapitel beschreibt die Behandlung.

■ Auf den orangefarbenen Seiten finden Sie grundlegende Informationen zur COPD-gerechten Lebensweise.

■ Der türkis markierte Bereich betrifft Ihre Zusammenarbeit mit den behandelnden Ärzten.

108 rauchfreie Seiten

Wenn ich auf meine Jahre im ZDF zurückblicke, dann gehören sie zu meinen ständigen Begleitern in all den Jahrzehnten: die immer wieder neuen Kampagnen gegen das Rauchen. Und jedes Mal kamen uns die gleichen Fragen: Wie erreicht man die Raucher? Muss es per „Schockmethode" sein oder auf die sanfte Tour? Ich kann wohl guten Gewissens sagen, dass wir es auf so ziemlich jede Art und Weise versucht haben – und dennoch immer wieder auch gescheitert sind.

Wie wäre es heute also mit der puren Sachlichkeit? Schon lange ist den Medizinern klar, dass der viel zitierte „blaue Dunst" alles andere ist, nur keine „beruhigende Kleinigkeit für zwischendurch". Rauchen tötet. Wenn nicht schnell durch Herzinfarkt oder Schlaganfall, dann über einige Monate oder Jahre hinweg durch Lungenkrebs oder langfristig und unaufhaltsam durch eine chronische Bronchitis. Jede Zigarette schadet dem Körper. Aus. Ende. Schluss. Auch wenn Sie einen „steinalten" Raucher kennen. Es muss sie geben. Die Statistik gebietet es. Doch sie sind die Ausnahme.

Das Problem an einem solchen Einstieg in ein Buch ist allerdings, dass es unglaublich nach „erhobenem Zeigefinger" klingt – das

Gunther Vogel

kommt bekanntermaßen schlecht an und ist so auch nicht gemeint. Im Gegenteil. Es geht mir um Ihre Gesundheit. Um Ihre nächsten Jahre, vielleicht Jahrzehnte.

Wenn bei Ihnen bereits eine chronische Bronchitis bzw. eine COPD diagnostiziert worden ist, dann wissen Sie, was durch das Rauchen entstehen kann. Leider. Ich wünsche Ihnen daher von Herzen, dass Ihnen dieses Buch dabei helfen kann, Ihre Erkrankung aufzuhalten oder zumindest zu verlangsamen und wieder Spaß am Leben zu haben. Von einem aber werden Sie sich – so Sie dieses Ziel erreichen wollen – dann wohl oder übel trennen müssen: von Ihrer Zigarette.

Selbst wenn die Medizin heute eine Menge kann – vom Rauchen können Sie sich nur ganz alleine lossagen. Wenn auch mit vielen Tipps und Ratschlägen und tatkräftiger Unterstützung von Ihrem Arzt.

In diesem Sinne,

Ihr Gunther Vogel

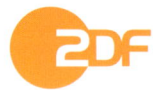

Vorsorge zählt

Regelmäßiger Husten, Schleimproduktion und Atemnot sind die Symptome eines der häufigsten Krankheitsbilder: der chronisch obstruktiven Bronchitis. Häufig beginnen die Symptome schleichend und werden nicht ernst genommen oder mit normalen Erkältungen verwechselt. Doch wann ist ein Husten mehr als ein Husten? Und gibt es Möglichkeiten, selbst den Verlauf der Erkrankung zu beeinflussen?

Geschätzte 10–30 % der in Deutschland lebenden Erwachsenen leiden unter einer chronischen Bronchitis, davon ca. vier bis fünf Millionen Menschen unter einer chronisch obstruktiven Bronchitis, der COPD. In Deutschland wird der Begriff „COPD" als Sammelbegriff für die chronische Bronchitis und für das Lungenemphysem verwendet. Hauptrisikofaktor für die Entstehung und den Verlauf ist das Rauchen. Im Vergleich zu diesem Risikofaktor sind andere Ursachen fast zu vernachlässigen, wie z. B. erblich bedingte Ursachen oder Allergien. Dabei bekommt nicht jeder Raucher eine COPD, aber neun von zehn Patienten mit COPD waren Raucher!

Die Diagnose einer chronischen Erkrankung stellt verständlicherweise einen belastenden Einschnitt in Ihr Leben dar. Dennoch, auch wenn die COPD nicht heilbar ist, sie ist in den Griff zu bekommen!

Wir möchten mit diesem Buch dazu beitragen, dass Sie diese Erkrankung besser verstehen. Sie sollen erfahren, was wichtig ist, wo Sie Ihren eigenen Beitrag für den Verlauf dieser Erkrankung leisten können. Welche Medikamente Ihnen helfen und wie Sie durch Veränderung Ihrer Lebensgewohnheiten den Verlauf der Erkrankung beeinflussen können. Sie finden in diesem Buch nicht nur medizinisches Wissen erläutert, sondern auch Tipps und Informationen, um den Alltag so gut wie möglich zu meistern!

Als Ärzte können wir Sie beraten, wir können Ihnen Medikamente verordnen und Ihnen Behandlungspläne erstellen. Aber bei vielen chronischen Erkrankungen brauchen wir Ihre Bereitschaft, den eigenen Beitrag zu leisten. Dieses Buch soll dabei helfen!

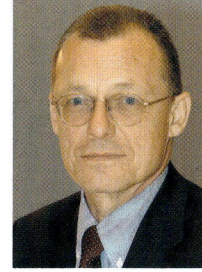

Rainer Kötzle

Rainer Kötzle
Deutscher Hausärzteverband e. V.

DEUTSCHER
HAUSÄRZTEVERBAND

Auf gutem Weg

Gerade für chronische Erkrankungen ist eine kontinuierliche optimale Therapie von entscheidender Bedeutung. Denn es gilt auf lange Sicht Komplikationen und schwere Folgeerkrankungen zu vermeiden oder zumindest ihr Auftreten zu verschieben. Diese optimale Therapie bedarf der aktiven Einbindung der Patienten ebenso wie einer Therapie, die auf den festen Beinen der besten Studienlage steht sowie einer guten Koordination all derer, die an der Behandlung beteiligt sind.

Durch die Einführung der so genannten „strukturierten Behandlungsprogramme" (kurz DMP für „Disease-Management-Programme") ist die Versorgung chronisch Kranker auf einem guten solchen Weg hin zu mehr Eigenverantwortung der Patienten, zur Optimierung der Versorgung und Verbesserung der Arzt-Patienten-Beziehung. Die schon eingeführten DMPs für die Erkrankungen Diabetes mellitus, Brustkrebs und Koronare Herzkrankheit zeigen erste Erfolge, die befragten Patienten fühlen sich in diesen Programmen gut betreut.

Das Ziel der Programme ist, den Betroffenen die bestmögliche Perspektive zu eröffnen. Durch Schulungen werden sie befähigt, aktiv an der Therapie ihrer Erkrankung teilzunehmen, sie werden bei auftretenden Problemen zielgerichtet informiert und erhalten bei ihrem Arzt eine Therapie auf dem neuesten Stand

*Johann-Magnus
von Stackelberg*

des medizinischen Wissens: Durch die Vereinbarung regelmäßiger, gemeinsamer Therapie-Ziele werden sie zu einem Team mit ihrem Arzt auf Augenhöhe.

Auf diesem Weg zum aktiven Partner Ihres Arztes wollen wir Sie unterstützen. Daher bin ich froh, dass wir als AOK auch zum Thema COPD diese ZDF-Sonderedition „Hilfe! Atemnot" haben realisieren können. Unter Mitarbeit des Deutschen Hausärzteverbandes ist wieder ein Buch entstanden, das Ihnen in jeder Situation mit Rat und Tat zur Seite stehen soll. Es ist alltagstauglich und eng abgestimmt mit den DMP-Programmen. Uns war es wichtig, dass Sie hier nur solche Informationen finden, die dem aktuellen Therapiestand von heute entsprechen. Dieses Buch soll Ihnen daher eine gute Hilfe sein, wenn Sie mehr über Ihre Krankheit erfahren wollen, aber auch wenn Sie einmal nicht weiter wissen oder Fragen haben.

In diesem Sinne wünsche ich Ihnen viele wichtige Gespräche mit Ihrem Arzt und den bestmöglichen Erfolg im Umgang mit Ihrer Erkrankung.

Ihr

Johann-Magnus von Stackelberg
AOK-Bundesverband

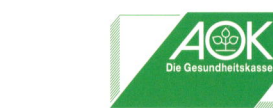

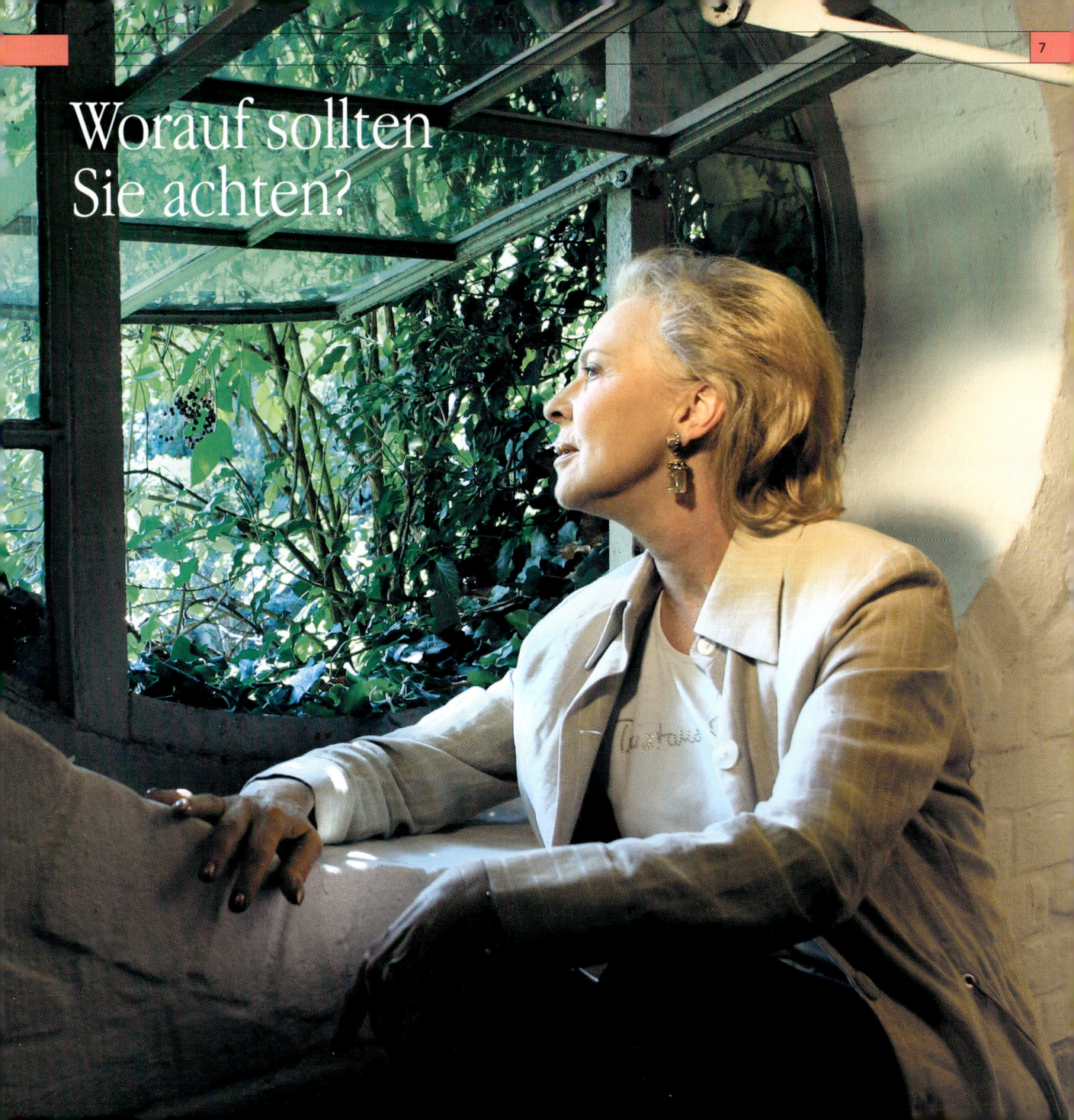

Worauf sollten
Sie achten?

Ursachen, Symptome, Einteilung

COPD: Das ist, wie so oft in der Medizin, eine Abkürzung. Ursprünglich kommt sie aus dem Englischen und steht für **c**hronic **o**bstructive **p**ulmonary **d**isease, zu Deutsch: die chronisch atemwegsverengende Lungenkrankheit. Ein Fachbegriff, der eine der häufigsten Lungenkrankheiten überhaupt beschreibt. Der Volksmund hat dafür eine etwas ungenaue Bezeichnung: den Raucherhusten oder auch die Bronchitis.

Schätzungen gehen davon aus, dass weltweit etwa 600 Millionen Menschen unter einer COPD leiden. In Deutschland wird die Zahl auf etwa fünf Millionen Betroffene geschätzt, darunter dreimal mehr Männer als Frauen.

Der morgendliche Raucherhusten und später eine immer wiederkehrende Atemnot markieren in vielen Fällen den Beginn eines langen Leidensweges, wenn nicht rechtzeitig und gezielt eingegriffen wird. Was anfangs als vorübergehende Entzündung der Atemwegsschleimhäute beginnt, kann schnell chronisch werden. Doch wie kann man den Unterschied zwischen einer Erkältung und einer chronischen Bronchitis erkennen? Die Gesundheitsorganisation der Vereinten Nationen, die WHO, hat schon in den 60er Jahren festgelegt: Chronisch ist eine Bronchitis dann, wenn „Husten und Auswurf an den meisten Tagen während mindestens je drei Monaten in zwei aufeinander folgenden Jahren" auftreten.

Bei der chronischen Bronchitis können sich zusätzlich zur Entzündung der Bronchialschleimhäute noch die Atemwege verengen. Die Folge: Die Lungen werden mit weniger Luft versorgt, als der Körper eigentlich benötigt. Die Ausdauer schwindet, schon kleine Anstrengungen genügen und die Luftnot ist da. Neben der chronischen Bronchitis kann auch parallel ein Lungenemphysem hinzukommen. Die Lunge bläht sich auf, das Gewe-

Warum leiden Frauen seltener unter COPD?

Das hängt damit zusammen, dass bislang unter den Männern mehr Raucher zu finden waren als unter Frauen. Und Rauchen gilt als Hauptursache der COPD. Man geht davon aus, dass mindestens jeder dritte Raucher im Laufe seines Lebens an einer chronischen Atemwegsverengung erkranken wird. Doch das Verhältnis zwischen Männern und Frauen scheint sich umzukehren.

Immer mehr Frauen greifen schon in ihrer Jugend zum Glimmstängel. Einige Studien gehen davon aus, dass unter jungen Rauchern die Mädchen bereits in der Überzahl sind. Dabei haben gerade Frauen, die schon in der Pubertät mit dem Rauchen anfangen, ein vielfach erhöhtes Risiko, im Alter an einer COPD zu erkranken. Warum Frauenlungen schneller Schaden nehmen, ist aber noch nicht erforscht.

In Zukunft wird die COPD also auch bei Frauen deutlich häufiger auftreten. Anzunehmen ist sogar, dass sie die Männer überholen werden.

WANN SPRICHT MAN VON COPD?

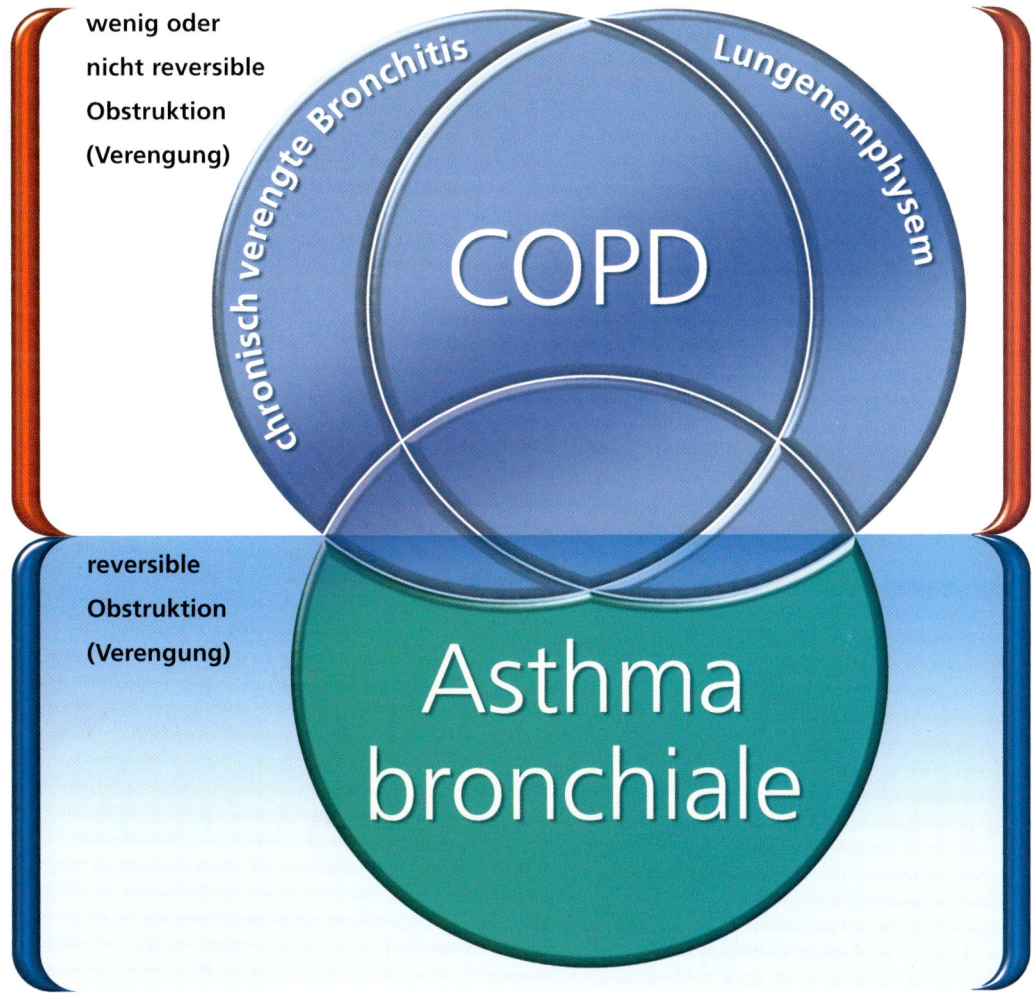

Unter COPD versteht man eine chronische atemwegsverengende Lungenerkrankung, zu der u. a. neben der chronischen verengenden Bronchitis auch das Lungenemphysem gehört. Typisch für die COPD ist, dass die Verengung (Obstruktion) der Atemwege – im Gegensatz zu Asthma – nicht oder nur wenig durch Medikamente wieder aufgehoben werden kann. Da sich die Krankheitsbilder überschneiden, gibt es auch z. B. Patienten mit COPD und einer asthmatischen Komponente.

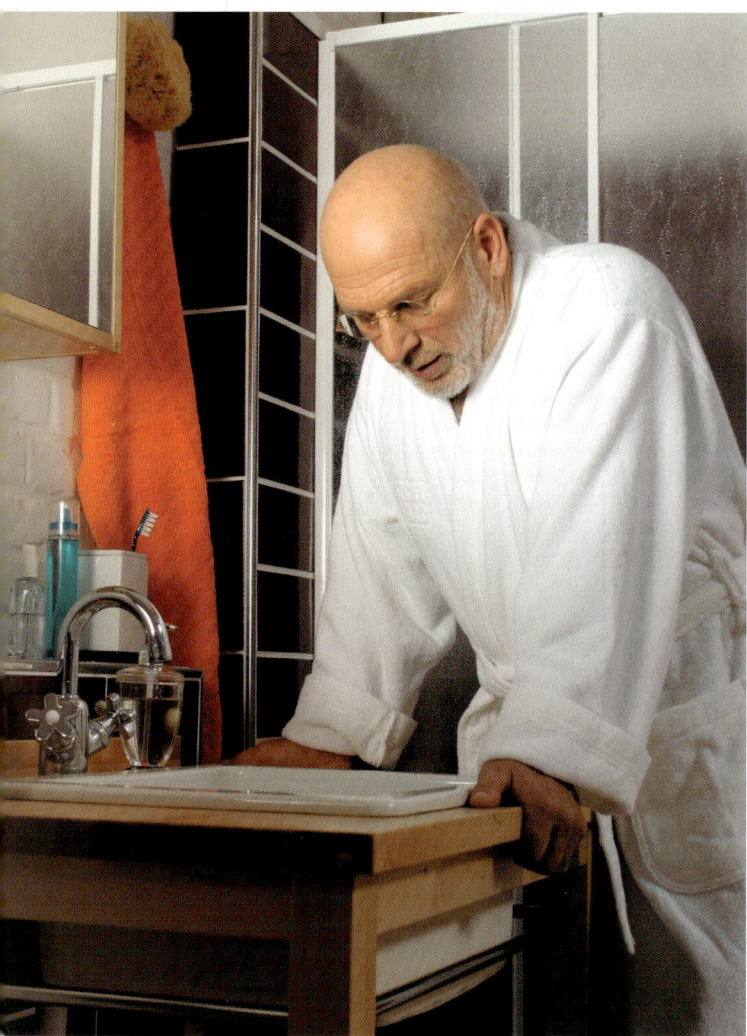

Mit dem Begriff der COPD wird eine Atemwegs- bzw. Lungenerkrankung bezeichnet, bei der es neben einer chronischen Bronchitis auch zu einer Verengung der Luftwege und ggf. zusätzlich zu einem Lungenemphysem kommen kann. Typisch ist eine Kombination aus chronischem Husten, gesteigerter Schleimproduktion, Atemwegsverengung und Atemnot, die aus der verminderten Sauerstoffaufnahme in der Lunge resultiert. Weiteres Merkmal der COPD ist, dass die Symptome nicht bzw. wenig veränderlich sind. Genauer zeigt das die Übersicht auf Seite 13.

Wie viele andere chronische Krankheiten unterteilt die Medizin auch die COPD in unterschiedliche Schweregrade, die bei der Wahl der Therapie hilfreich sein können. Die unterschiedlichen Behandlungsansätze können Ihnen das Atmen trotz zu enger Atemwege wieder erleichtern.

Dabei ist Ihr behandelnder Arzt auf Ihre Mithilfe angewiesen. Auch wenn bei Ihnen schon eine chronische Entzündung der Atemwege festgestellt wurde, gibt es eine ganze Reihe von Möglichkeiten, wie Sie wieder leichter Luft holen können. Machen Sie also das Atmen im übertragenen Sinne zur „Chefsache" und tragen Sie gemeinsam mit Ihrem Arzt dazu bei, Ihre Belastungsfähigkeit zu erhalten und wieder Spaß am Leben zu bekommen.

Ihnen sind sicherlich viele der typischen medizinischen Begriffe und Formulierungen schon einmal begegnet, um die es in diesem

be verliert seine Geschmeidigkeit. Millionen von Lungenbläschen werden dabei zerstört.

Bis zum Jahr 2020 wird die COPD voraussichtlich sogar Platz 3 unter den Todesursachen in Industrieländern einnehmen.

Abschnitt geht. Dieses Kapitel möchte Ihnen einige der wichtigen Hintergründe erschließen, was unter dem Begriff der COPD, also der bronchienverengenden chronischen Bronchitis, eigentlich zu verstehen ist. Sie finden Beschreibungen der häufigsten Symptome und wie die unterschiedlichen Stadien der Beschwerden nach neuesten medizinischen Erkenntnissen behandelt werden. Vielleicht sind es einige Augenblicke, die Ihnen dabei helfen können, Ihr Bild über diese schleichende Lungenerkrankung ein wenig zu vervollständigen.

HINTERGRUND-WISSEN KOMPAKT: DIE ATMUNG

Mit jedem Atemzug strömt Luft durch Mund, Nase und Rachenraum, bevor sie durch den Kehlkopf in die Luftröhre geführt wird. Dieses Verbindungsrohr zwischen Kehlkopf und Lunge teilt sich in einen rechten und einen linken Zweig. An der Lungenwurzel treten die Zweige in die beiden Lungenflügel ein. Wenn die Atemluft hier vorbeiströmt, ist sie bereits von Staub und Schmutz befreit, angefeuchtet und erwärmt worden.

Was dann folgt, ist eine schier unendliche Verzweigung an

immer kleiner werdenden, luftleitenden Bronchiolen, die schließlich zu den Lungenbläschen führen. Erst dort passiert der Sauerstoff aus der Atemluft eine hauchdünne Membrane und gelangt so zu den roten Blutkörperchen. Im Gegenzug wird auf dem gleichen Weg das Abbauprodukt Kohlendioxyd in den Lungenraum abgegeben und ausgeatmet. All dies geschieht völlig automatisch und zumeist auch unbemerkt. Möglich wird das durch das Atemzentrum. Es steuert die Atembewegung, indem es auf einen Anstieg des CO_2-Gehalts bzw. auf das Absinken des Sauerstoffdrucks im Blut reagiert. Beide Werte gemeinsam signalisieren dem Atemzentrum: Luft holen bzw. Ausatmen! Alles in allem also ein perfekt eingespieltes System. Doch was, wenn sich der einströmenden Luft Hindernisse in den Weg stellen?

DIE CHRONISCHE BRONCHITIS

Die chronische Bronchitis ist die Vorhut der COPD. Das Tückische ist, dass die andauernde Entzündung der Atemwege oft über Jahre nicht erkannt wird. Die Symptome Raucherhusten und gelegentliche Atemnot werden heruntergespielt, oft von den Betroffenen selbst nicht ernst genug genommen oder als unwichtig abgetan. „Mir geht es doch schon wieder besser" sagen viele, wenn die Beschwerden für einige Zeit verschwinden. Einen Arzt suchen deshalb die wenigsten auf.

Nicht selten wird die richtige Diagnose eher zufällig gestellt. Einige Betroffene berichten, dass sie wegen irgendetwas anderem, bspw. zu lautem Schnarchen, zum Arzt gegangen sind. Die Überraschung ist dann groß, wenn dabei eine chronische Bronchitis diagnostiziert wird – vielleicht sogar auch schon mit dem Zusatz „verengte Atemwege".

Wann wird aus einer chronischen Bronchitis eine COPD?

Alles, was zu einer Entzündung in den Bronchien führt, kann eine COPD zur Folge haben. Wenn auch mit unterschiedlicher Wahrscheinlichkeit. Neben dem Zigarettenrauch, der mit Abstand das größte Problem für die Lungen ist, können die Entzündungen auch durch andere Schadstoffe (z. B. Feinstäube, die sich in den Bronchien ablagern) hervorgerufen werden.

Die COPD kommt also nicht aus heiterem Himmel, sondern bildet sich ganz allmählich.

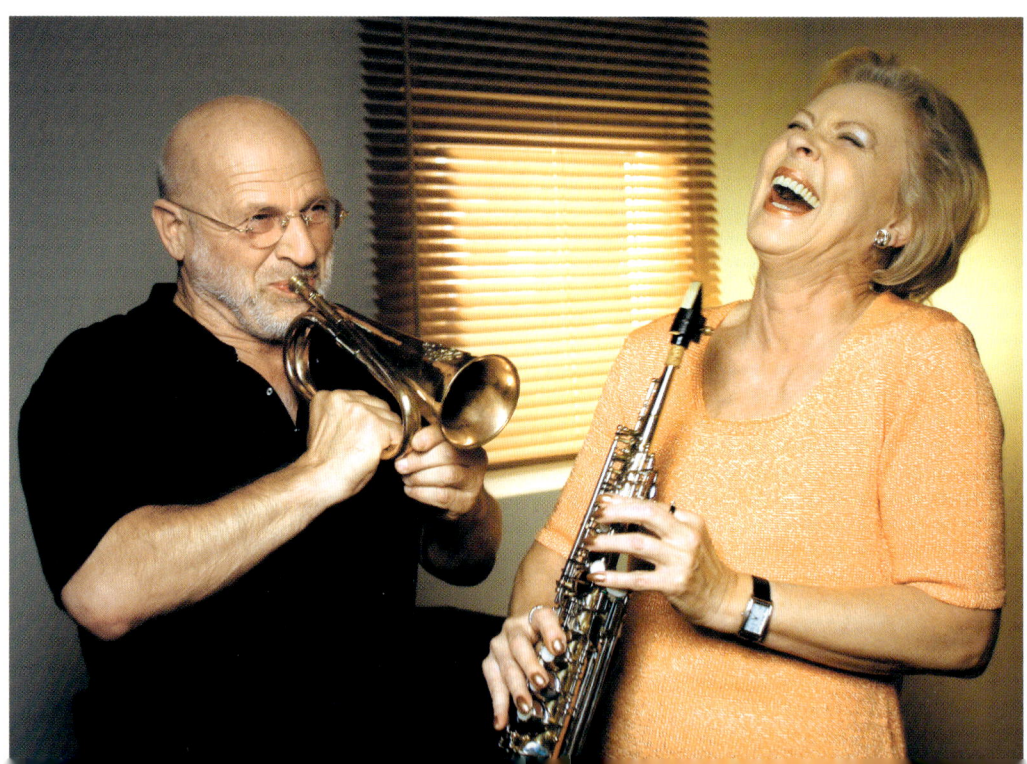

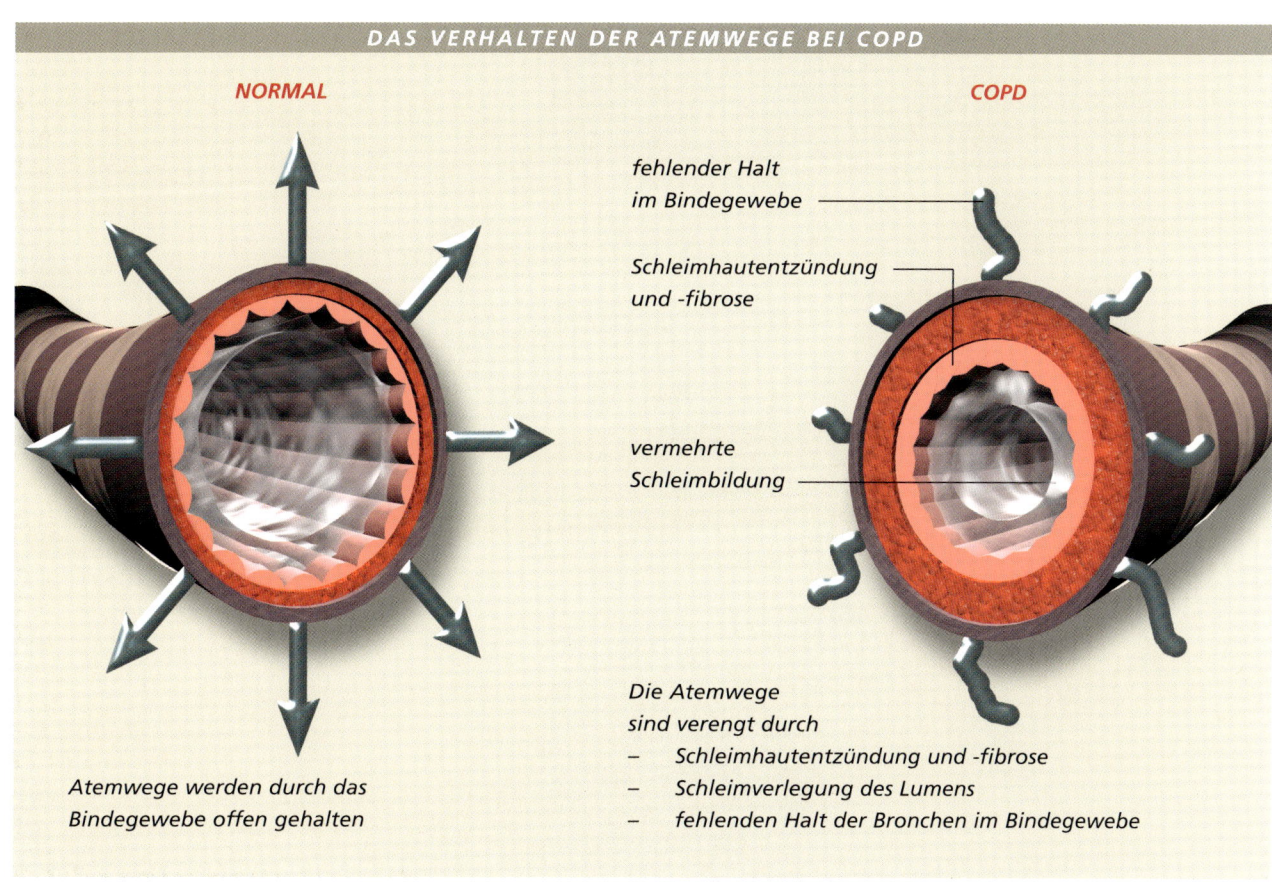

DAS VERHALTEN DER ATEMWEGE BEI COPD

NORMAL

COPD

fehlender Halt
im Bindegewebe

Schleimhautentzündung
und -fibrose

vermehrte
Schleimbildung

Die Atemwege
sind verengt durch

– Schleimhautentzündung und -fibrose
– Schleimverlegung des Lumens
– fehlenden Halt der Bronchien im Bindegewebe

Atemwege werden durch das
Bindegewebe offen gehalten

Schlaffes Lungengewebe führt auch zu schlaffen Bronchien. Die feinen Äste „klappen" bei stärkerer Ausatmung zusammen.

Erste Anzeichen können sein, dass beim Sport oder unter Belastung die Luft knapp wird. Einige Betroffene berichten, dass sie beim Treppensteigen hin und wieder japsen müssen. Vielen fällt auf, dass sie häufig Schleim abhusten und nicht selten auch in der Nacht schlecht Luft bekommen. Generell sollte das Symptom Atemnot unter Anstrengung ernst genommen werden, denn es können sich neben Lungenproblemen beispielsweise auch Herzerkrankungen auf diese Weise ankündigen.

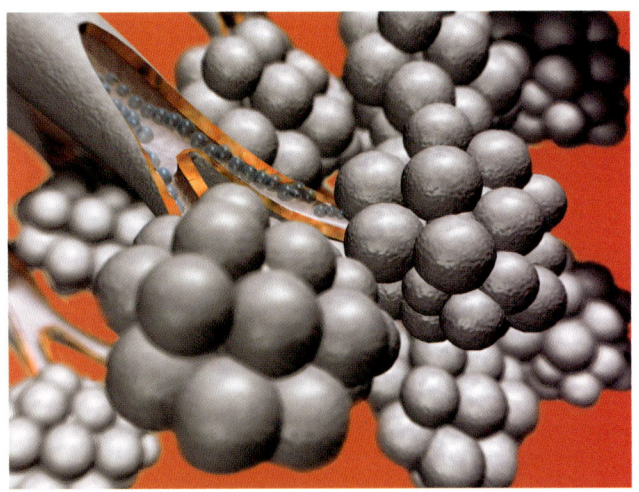

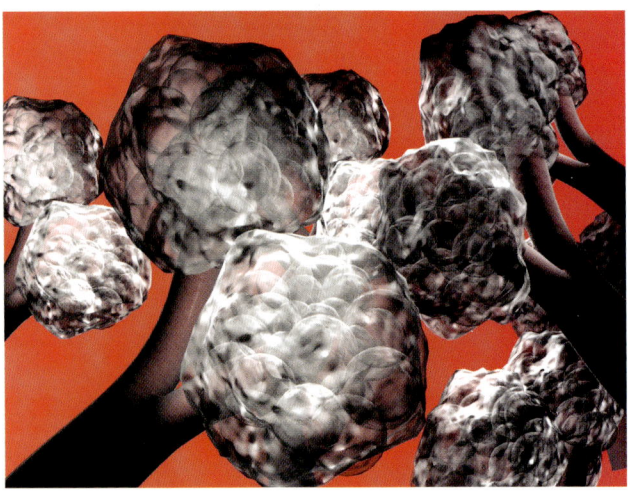

Gesunde Lungenbläschen (Bild oben) können durch die große Oberfläche wesentlich effektiver den Gasaustausch gewährleisten als die geschädigten und verklumpten Blasen (unten).

DAS LUNGENEMPHYSEM

Spricht man von COPD, dann dreht sich alles erst einmal um die chronische Bronchitis. Dass Rauchen auch die Hauptursache für ein Lungenemphysem, also eine krankhafte Überblähung der Lunge, sein kann, ist weniger bekannt. Auch schon durch eine chronische Bronchitis allein kann sich die Lunge überblähen: Der Weg der Luft zu den unzähligen Lungenbläschen wird durch eine chronische Bronchitis behindert. Dabei sind die Bronchien viel enger als bei einem Gesunden. Die Luft gelangt zwar hinein, vor allem aber bei schneller Atmung, bei Anstrengungen kommt sie nicht mehr vollständig aus der Lunge heraus.

Das eigentliche Lungenemphysem entsteht jedoch wiederum durch eine Schädigung, diesmal nicht der Bronchien, sondern der Lungenbläschen: Die Wände der Lungenbläschen werden zerstört, es entstehen aus vielen kleinen Lungenbläschen mit großer Oberfläche einzelne große, schlaffe Blasen. Die Oberfläche der Lunge, die Sauerstoff aufnehmen kann, wird dadurch immer mehr verkleinert.

Das Fatale: Lungenbläschen können vom Körper nicht neu gebildet werden. Sind sie einmal zerstört, fehlen sie bei der Atmung. Mit der zunehmenden Überblähung der Lunge kommt es zu einem Leistungsabfall des Atmungsorgans.

COPD – was ist das?

Die chronische Bronchitis mit Husten und Auswurf ist der Anfang einer COPD, die gekennzeichnet ist durch eine dauerhafte Entzündung der Atemwege. Die Schleimhaut der Atemwege ist bei einer COPD oft bereits ständig angeschwollen und verdickt. Diese Veränderung geht langsam vor sich. Die entstandenen Schäden sind unumkehrbar und schreiten – wenn sie nicht behandelt werden – immer weiter voran. Die Folge ist eine Verengung der Atemwege (Obstruktion, siehe S. 13), ausgelöst vor allem durch Gifte, die über die Atemluft in die Lunge gelangen (vor allem Zigarettenrauch).

Besonders betroffen sind die kleinen Verästelungen tief in der Lunge. Wenn es hier durch eine Entzündung zu einer weiteren Schwellung kommt, sich mehr Schleim ablagert und sich die Schleimhaut verdickt, dann ist für die Luft oft kein Durchkommen mehr.

Der Arzt kann durch Untersuchungen eine chronische Bronchitis von einer verengenden, obstruktiven Bronchitis gut unterscheiden. Dabei hilft ihm einmal mehr die Lungenfunktionsuntersuchung (siehe S. 26). Die Schadstoffe, die eine COPD auslösen, insbesondere der Zigarettenqualm, können auch Lungentumore verursachen. Da diese häufig bösartigen Geschwulste ähnliche Symptome wie eine COPD hervorrufen können, sollte immer auch an eine Röntgenuntersuchung der Lunge (siehe S. 29) gedacht werden.

WANN IST EIN HUSTEN MEHR ALS EIN HUSTEN?

Ein Husten aufgrund einer Erkältung hält meist ein bis zwei Wochen an. Das ist schon unangenehm genug, denn es steckt in der Regel eine Infektion der Atemwege dahinter, ausgelöst durch Viren oder Bakterien. Bei einer chronischen Bronchitis dauert der Husten schlicht viel länger. Mindestens drei Monate

Kann ich COPD vererben?

Nur ein sehr kleiner Teil der Erkrankungen ist auf erblich bedingte Gendefekte zurückzuführen. Aber es gibt tatsächlich ein erhöhtes erbliches Risiko für die Entstehung einer COPD.

Ursache ist ein genetischer Fehler, der einen sog. Alpha-1-Proteinasen-Inhibitormangel zur Folge hat. Dieser Stoff wird in der Leber gebildet und gelangt über den Blutkreislauf in den ganzen Körper – unter anderem auch in die Lunge. Dort dient er als Verteidigungsposten für die Lungenbläschen. Körpereigene Abwehrzellen sollen hier die Erreger in der Atemluft in Schach halten, dabei werden aber auch die Lungenbläschen (Alveolen) zum Ziel. Proteinasen-Inhibitoren schützen die Lungenbläschen und sorgen dafür, dass die Abwehrzellen nur die Erreger in der Lunge zerstören und nicht die Wände der Lungenbläschen selbst angreifen.

Doch diese Ursache ist extrem selten. Es bleibt dabei: In neun von zehn Fällen ist das Rauchen der Auslöser für eine COPD, auch wenn eine genetische Vorbelastung vorhanden ist.

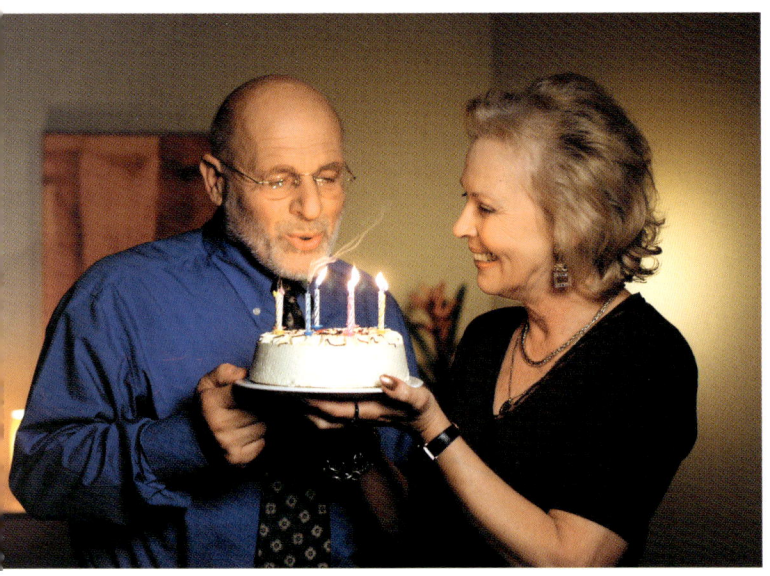

Sie haben sicherlich Ihre ganz eigenen Erfahrungen mit dem Husten gemacht. Doch warum ist er morgens häufig am stärksten und weshalb verschwindet er immer wieder? Der nächste Absatz erlaubt Ihnen einen Blick in Ihre Bronchien. Wir begeben uns auf eine Spurensuche in Ihr Atmungsorgan.

WAS PASSIERT IM KÖRPER?

Am Anfang steht immer eine Entzündung der Bronchialschleimhaut. Die Hauptursachen einer COPD sind – wie schon erwähnt – atemwegsreizende Auslöser. In 90 % der Fälle ist jahrelanges Rauchen der Grund für die Entzündung und die begleitende Engstellung der luftleitenden Bronchien. Im blauen Dunst sind über 4000 verschiedene Stoffe enthalten,

im Jahr beginnen die meisten der Tage morgens mit einem mehr oder minder starken Hustenanfall. So die offizielle Definition.

Hinzu kommt, dass bei einem „normalen Husten" die Symptome mit dem Abklingen der Erkältung wieder nachlassen. Menschen mit einer chronischen Bronchitis aber bekommen solche Infekte der Atemwege immer wieder und über das ganze Jahr verteilt. Außerdem werden beschwerdefreie Zeiten immer seltener. Auch das ist ein Hinweis auf eine chronische Entzündung der Atemwege. Kommt jetzt noch – auch während einer Erkältung – eine Atemnot oder Kurzatmigkeit bei körperlicher Anstrengung hinzu, sind die Atemwege bereits verengt.

Die Drei „V-Gründe", die eine COPD weiter voranschreiten lassen:

Verstopfung
  Produktion von zähem Schleim, der von den geschädigten Flimmerhärchen immer schlechter abtransportiert wird.

Veränderung
  Chronische Entzündung der Schleimhaut durch Schadstoffe. Die Folge ist eine zunehmende Zerstörung der empfindlichen Schleimhaut.

Verengung
  Verengung der Bronchien – ausgelöst durch die ständigen Entzündungsprozesse im Inneren.

viele von ihnen sind giftig, manche gar radio-
aktiv. Dieser Giftcocktail wird bei jedem Zug
eingeatmet und gelangt bis in die kleinsten
Verzweigungen der Lunge. Die Stoffe greifen
die Schleimhäute an und setzen einen fatalen
Mechanismus in Gang.

Spezielle Zellen der Schleimhaut, so genannte Becherzellen, produzieren Schleim.
Dieser Schleim ist normalerweise kein Problem, sondern sogar sehr wichtig: Er fängt
kleinste Fremdkörper und Staub in der Lunge
auf und wird dann von feinsten Härchen, den
so genannten Flimmerhärchen, nach draußen
befördert. Zusammen mit den Flimmerhärchen wirkt er also wie eine Bronchien-Wasch-
straße: ein fantastisches Selbstreinigungssystem. Doch der Schleim muss dünnflüssig sein.
Bei der chronischen Bronchitis werden die
Becherzellen durch die Entzündung und die
Schadstoffe dazu gebracht, mehr und vor
allem zähen Schleim zu produzieren. Dieser
wirkt nun eher wie Klebstoff. Die Flimmerhärchen können nicht mehr so stark fächern,
obwohl sie jetzt eigentlich mehr gefordert
sind, den zähen Schleim hinauszubefördern.
Sie kämpfen auf verlorenem Posten.

Zusätzlich werden viele der Flimmerhärchen durch die Schadstoffe vor allem des
Zigarettenrauchs gelähmt oder sogar zerstört.
So wundert es nicht, dass die wenigen ver-
bleibenden mit der zähen Masse überfordert
sind. Die Folge: der feine Flaum verklebt. Der
Motor der Bronchienreinigung stockt.
Schmutz und Schadstoffe bleiben in der Lunge und blockieren die feinen Verästelungen.

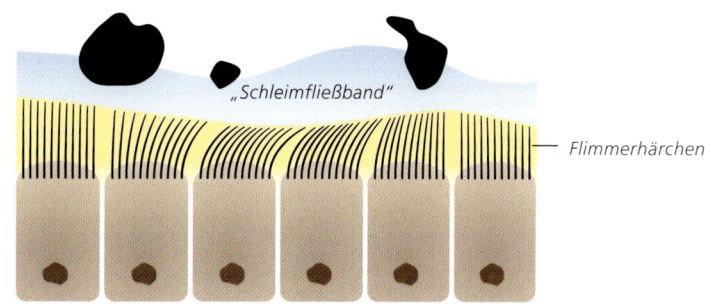

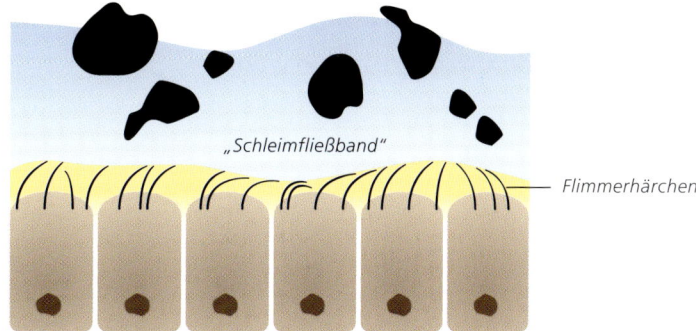

*Gesunde Flimmerhärchen (Bild oben)
sind in der Lage, Verunreinigungen
zusammen mit dünnflüssigem Schleim
zu beseitigen. Doch dem zähen Schleim
der entzündeten Bronchialschleimhaut
sind die bereits geschädigten Flimmerhärchen (unten) nicht mehr gewachsen.*

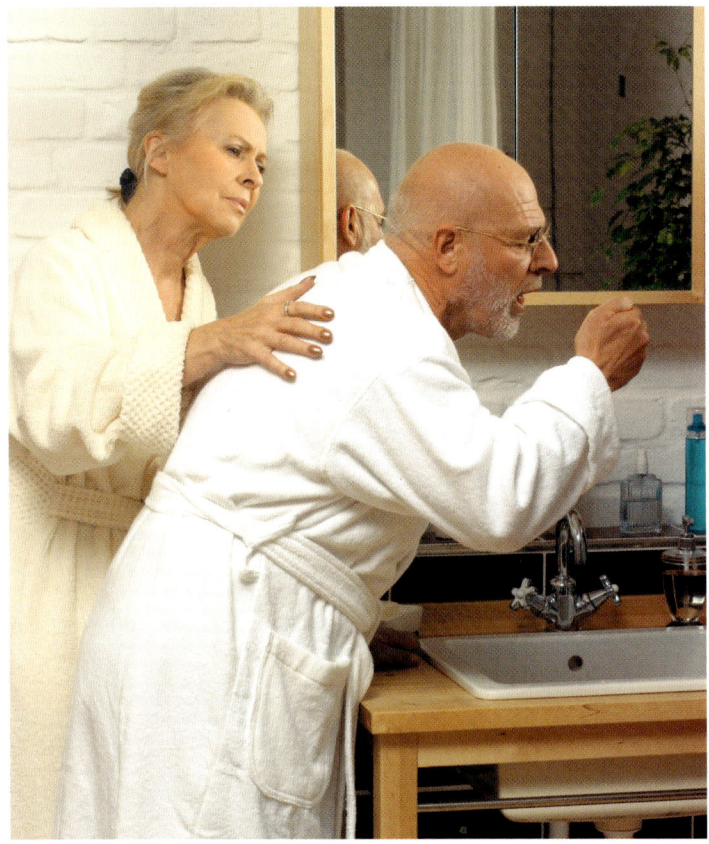

Werden jetzt, durch anhaltendes Weiterrauchen immer neue Gifte in die Lunge gebracht, sind die Veränderungen nicht mehr rückgängig zu machen. Das Ergebnis nennen die Ärzte „Obstruktion", also eine Verengung der Bronchien. Da die Atemwege bei der Ausatmung enger sind als bei der Einatmung, entsteht ein Ventileffekt, der das Atmen immer schwerer macht.

Die Atemluft muss sich jetzt beim Ausatmen durch immer engere Bronchien zwängen, die zusätzlich von zähem Schleim verstopft sind. Das Selbstreinigungssystem Lunge ist zusammengebrochen. Die Folge: Die über 300 Millionen Lungenbläschen werden mit weniger Sauerstoff versorgt, als der Körper eigentlich braucht. Der gesamte Organismus kann nicht mehr seine volle Leistungsfähigkeit bringen. Die Muskeln verlieren an Kraft, selbst kleinste Bewegungen werden plötzlich einfach zu anstrengend.

COPD – VON LEICHT BIS SCHWER

Besonders bei Menschen zwischen dem 50. und 60. Lebensjahr treten Beschwerden durch eine COPD auf, aber auch schon mit 40 Jahren können erhebliche Atemprobleme bestehen. Wenn ausnahmsweise nicht Rauchen als Ursache auszumachen ist, können beispielsweise giftige Gase oder Stäube am Arbeitsplatz der Auslöser sein.

Die Verengung findet aber noch durch einen weiteren Prozess statt. Entzündungszellen wandern über das Blut in die Schleimhaut und versuchen die Schäden durch die Giftstoffe zu reparieren. Das gelingt nur zum Teil, da durch das weitere Rauchen ständig neue Schadstoffe die Schleimhaut schädigen. Wie bei einer Wunde in der Haut entstehen dadurch immer mehr neue Vernarbungen. Die Schleimhaut wird dicker und dicker und verringert den ohnehin schon engen Durchlass für die Luft weiter.

Im Falle einer Staublunge kann es sehr lange dauern, bis es zu einer Erkrankung kommt. Der Staub wird durch die so genannten „Fresszellen" des Immunsystems abgebaut.

DIE SCHWEREGRADE DER COPD

SCHWEREGRAD	BEZEICHNUNG	CHARAKTERISTISCH	EINSCHRÄNKUNG
0	Risikogruppe	Die Lungenfunktionsprüfung ist noch nicht auffällig. Die typischen Symptome einer chronischen Bronchitits, wie Husten und Auswurf, sind vorhanden.	Keine Atemnot
I	leichtgradig	Bei einer leichtgradigen COPD ist die Lungenfunktion bereits dauerhaft eingeschränkt. Husten und Auswurf können häufig auftreten, bei starker körperlicher Belastung kann auch eine Atemnot hinzukommen.	Eine Atemnot tritt bei größeren körperlichen Anstrengungen, wie schnellem Treppensteigen, auf. Die normale Alltagsaktivität kann dadurch bereits eingeschränkt werden.
II	mittelgradig	Die Lungenfunktion ist bereits erheblich eingeschränkt. Viele Betroffene suchen erst mit diesem Schweregrad ihren Arzt auf.	Atemnot bei Anstrengungen, bei Infekten möglicherweise bereits in Ruhe. Im Alltag müssen bereits deutliche Einschränkungen der Leistungsfähigkeit hingenommen werden.
III	schwer	Diese Stufe beschreibt den schwersten Fall einer COPD. Die Betroffenen leiden praktisch ständig unter Atemnot. Es kommt häufig zu akuten Verschlechterungen, sog. Exazerbationen.	Eine körperliche Aktivität ohne Beschwerden ist nicht möglich, Atemnot bei geringsten Anstrengungen. Eventuell auch bereits geschwollene Beine durch eine Herzschwäche.

Quelle: Deutsche Atemwegsliga e. V.

Eine Entzündung entsteht, wenn der Staub nicht mehr abtransportiert werden kann. Die Folgen können sich dann erst viele Jahre später bemerkbar machen.

Die Lunge versucht nun, Defekte durch eine Art Reserve auszugleichen. Gesunde Bereiche des Atmungsorgans leisten mehr, um die kranken Areale zu entlasten. Wenn dann mit zunehmendem Alter diese Reserven schwinden, kommt es plötzlich zu den zunächst unerklärlichen Atembeschwerden.

Es ist also nicht immer leicht, den Zeitraum zu bestimmen, in dem sich aus einer chronischen Bronchitis eine obstruktive Bronchitis entwickelt. Wie lange das dauert, ist individuell ganz verschieden. Bei einigen Betroffenen

Warum tritt eine COPD vor allem bei älteren Menschen auf?

Erst eine jahrelange Schädigung der Atemwege führt in den meisten Fällen zu einer chronischen Bronchitis – dem Anfang einer COPD.

Das Atmungsorgan kann Schäden in einzelnen Bereichen durch eine Umverteilung der Aufgaben in andere Regionen ausgleichen. Mit zunehmendem Alter nimmt diese so genannte Lungenreserve langsam ab. Die Beschwerden werden stärker, bis schließlich die Symptome nicht mehr zu übersehen sind.

sind es nur wenige Jahre, bei anderen schreitet die Erkrankung langsamer voran. Es kommt immer auf die Selbstheilungsvorgänge an, die verhindern, dass sich die Bronchien zu stark verengen. Als Fazit bleibt aber: Es gibt keinen „gefahrlosen Zeitraum" für Raucher. Bei entsprechend empfindlichen Menschen können sich schon in kurzer Zeit massive Schäden an der Lunge einstellen. Von der Erhöhung des Krebs- und Herzinfarktrisikos gar nicht erst zu reden.

Wie viele chronische Erkrankungen wird auch die COPD in unterschiedliche Schweregrade eingeordnet, die für die Planung der Therapie hilfreich sein können. Ihrem Arzt stehen zwar Medikamente und begleitende Therapieverfahren zur Verfügung, am wichtigsten sind aber bei der Therapie der COPD Ihre Mitarbeit und die Vermeidung einer weiteren Schädigung der Lunge. Die Tabelle auf Seite 19 soll Ihnen einen Überblick geben, woran man die Schweregrade der chronisch atemwegsverengenden Lungenkrankheit erkennt.

ZUSAMMENFASSUNG

Bei einer COPD werden die Atemwege in der Lunge, die Bronchien und die Lungenbläschen durch eine Entzündung dauerhaft geschädigt. Vor allem das Rauchen ist als Auslöser für eine COPD anzusehen. Die Veränderungen der Schleimhaut, die darauf folgenden starken Schwellungen, das Einwandern von Entzündungszellen, die Zerstörung der Flimmerhärchen und die Produktion von zähem Schleim haben alle eine tragische Konsequenz: Die Atemwege verengen sich auf Dauer und die Lungenbläschen werden zerstört. Die gute Nachricht dabei ist aber, dass eine frühe Diagnose und eine konsequente Dauerbehandlung auf lange Sicht ein gutes Leben mit COPD ermöglichen können. Die Therapie richtet sich danach, die vorhandenen Kapazitäten optimal zu nutzen, weiteren Schaden zu vermeiden und die Erkrankung im Alltag zurückzudrängen.

Vielleicht können Sie sich daran erinnern, wie Sie sich gefühlt haben, als bei Ihnen die Erkrankung festgestellt wurde. Versuchen Sie das „Gute" am „Schlechten" zu sehen: Die Ursache für Ihre Symptome steht nun eindeutig fest. Nehmen Sie die Chance an, gemeinsam mit Ihrem Arzt die richtige Strategie auszuarbeiten. Denn mit der entsprechenden Behandlung können Sie ein Mehr an Lebensqualität erreichen.

Worauf sollte Ihr Arzt achten?

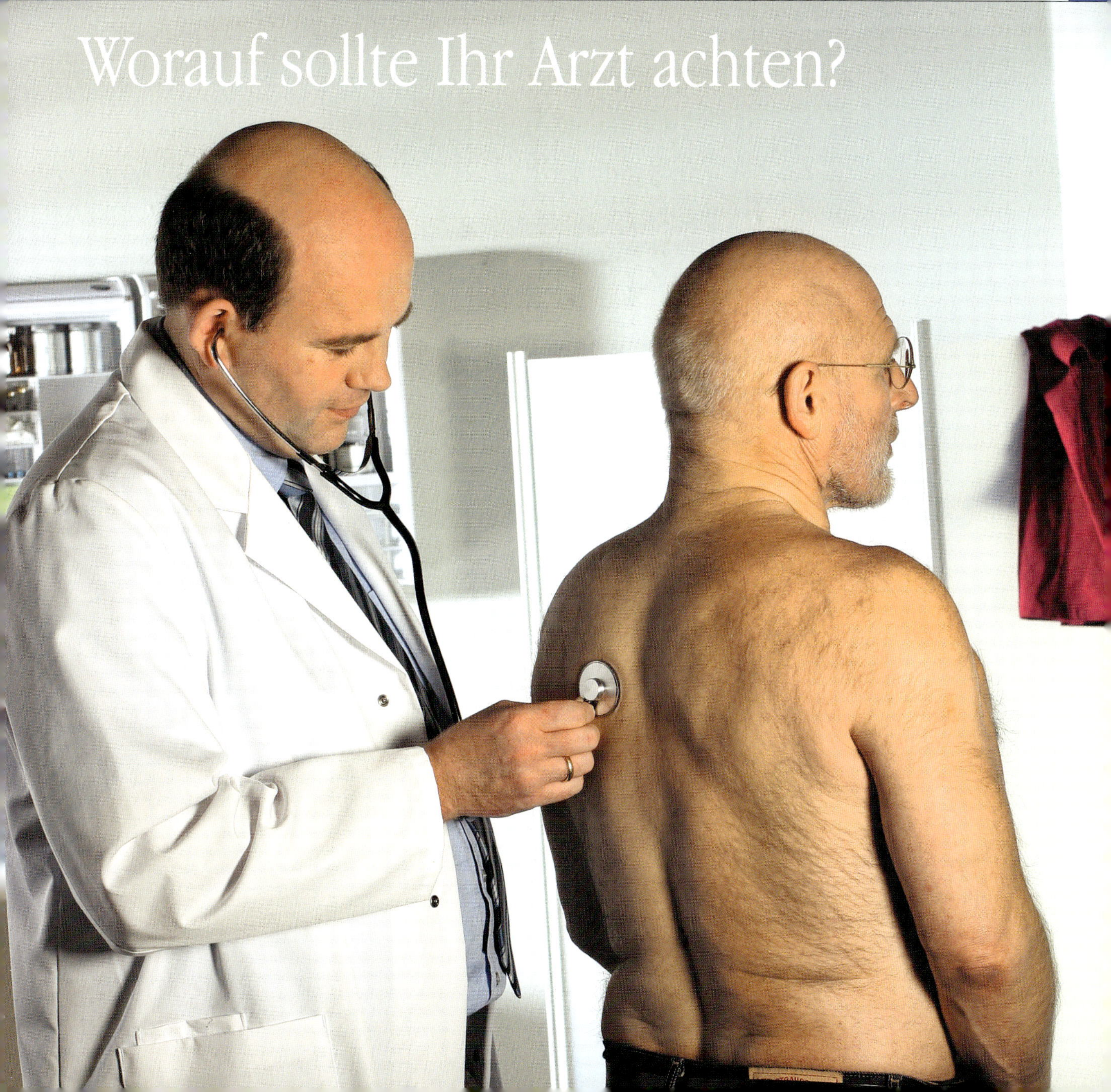

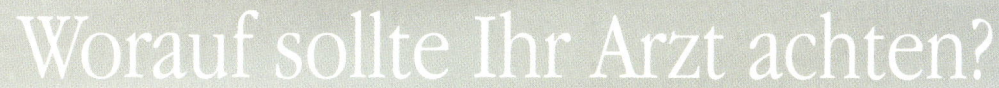

Ärztliches Gespräch

Sie werden sich sicherlich fragen, warum Sie dieses Kapitel in einem Buch finden, das für Betroffene geschrieben wurde, bei denen bereits die Diagnose COPD sicher feststeht. Die wesentlichen Untersuchungen liegen also schon hinter Ihnen.

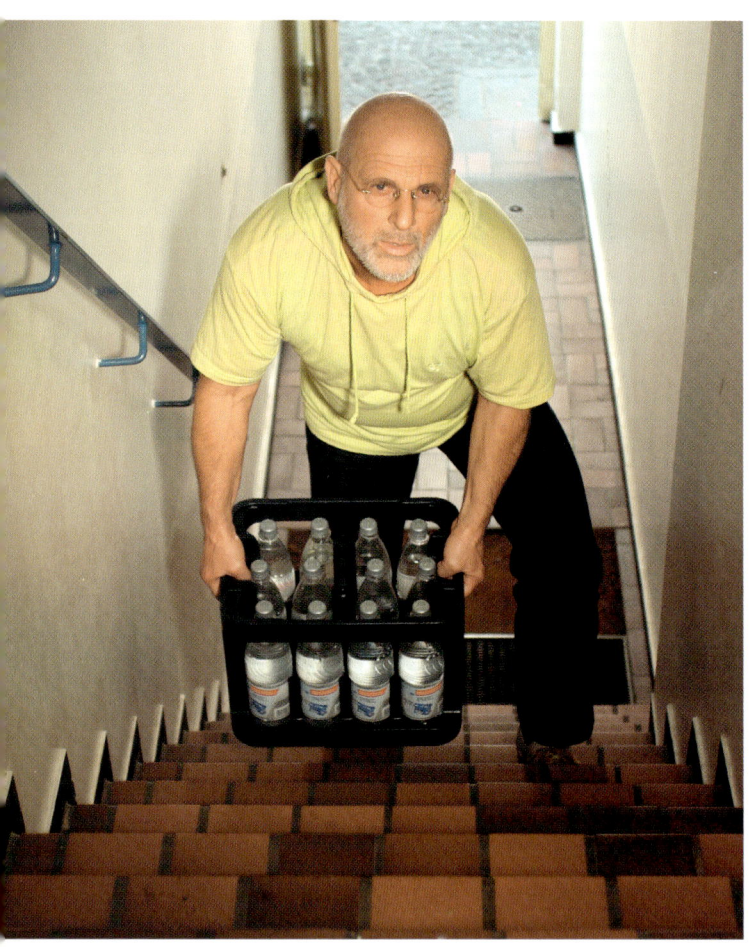

Dennoch bleiben bei vielen Betroffenen Fragen und oft auch eine gewisse Verunsicherung. „Hat mein Arzt wirklich an alles gedacht?", „Warum hat er diese oder jene Untersuchung durchgeführt?". Vielleicht geht es Ihnen auch so. Dann können die folgenden Seiten für Sie hilfreich sein. Bedenken Sie aber, dass die Auswahl der jeweiligen Verfahren immer dem behandelnden Arzt obliegt und je nach Krankheitsbild oder Fragestellung unterschiedlich ausfallen kann. Patentrezepte gibt es in der Medizin nicht. Jeder Mensch ist anders. Jede Diagnostik, jedes therapeutische Verfahren ist daher unterschiedlich.

Es dauert häufig sehr lange, bis die Diagnose COPD endgültig feststeht. Experten gehen davon aus, dass in Einzelfällen 10 bis 15 Jahre ungenutzt verstreichen können. Der Grund liegt in den vermeintlich harmlosen Beschwerden: Husten hat jeder! Und auch bei einer chronischen Bronchitis werden die Symptome irgendwann wieder besser. Sie kommen nur in feiner Regelmäßigkeit ständig wieder. Warum sich also Sorgen machen, wenn die Lunge die „Schwachstelle" ist?

Doch gerade Beschwerden wie Atemnot bei Anstrengung, z. B. beim Treppensteigen, Husten mit Auswurf und allgemeine Schlappheit sollten dem Arzt mitgeteilt werden. Er kann aufgrund dieser Indizien entscheiden, welche Informationen – beispielsweise über die Dauer der Symptome – er noch benötigt. Er wird Ihnen in einem ersten Schritt die Lunge abhören und vielleicht anschließend die Lungenfunktion bestimmen. Eine frühe Dia-

DIAGNOSE CHECKLISTE

FRAGE DES ARZTES	INTERPRETATION	EIGENE NOTIZEN
Wie alt sind Sie?	Eine chronisch obstruktive Atemwegser-krankung tritt meistens erst ab einem Alter von mehr als 40 Jahren auf.	
Rauchen Sie? Wenn ja, wie viel und seit wann?	Das Rauchen gilt als Hauptursache für COPD. Der Arzt interessiert sich für die sog. „Packungsjahre". Er berechnet sie, indem er die Zahl der täglich konsumierten Päckchen mit den Jahren als Raucher multipliziert (Anzahl der täglichen Päckchen x Jahre, in denen geraucht wurde). Mit Ihrer Antwort auf diese Frage, kann der Arzt Ihr Lungen-krebsrisiko besser einschätzen.	
Wie lange haben Sie die Beschwerden schon?	Die Frage bezieht sich auf die Dauer der chronischen Bronchitis. Der Arzt kann auf-grund Ihrer Antwort orientierend einschät-zen, wie weit die Schädigung der Bronchien bereits fortgeschritten ist.	
Wie sieht der Auswurf aus?	Je nach Farbe und Struktur des morgend-lichen Auswurfs kann der Arzt Hinweise auf die Ursache erhalten.	
Husten Sie nur morgens oder den ganzen Tag?	Bei einer akuten Bronchitis, die durch eine Infektion hervorgerufen wird, husten die Betroffenen den ganzen Tag mit Auswurf. Morgendlicher Auswurf ist ein Hinweis auf eine COPD.	
Leiden Sie an Luftnot bei Belastung oder Ruhe?	Je nachdem, in welchen Situationen eine aku-te Luftnot eingetreten ist, kann der Arzt Indi-zien für den Schweregrad sammeln. Ist die Erkrankung fortgeschritten oder im Moment in einem kritischen Stadium, kann es schon im Ruhezustand zu akuter Luftnot kommen.	

FRAGE DES ARZTES	INTERPRETATION	EIGENE NOTIZEN
Sind die Beschwerden ganzjährig gleich?	Mit dieser Frage zielt Ihr Arzt auf einen möglichen Einfluss von allergieauslösenden Substanzen ab. So können beispielsweise Gräserpollen oder auch Tierhaare die Intensität der Beschwerden beeinflussen.	
Arbeiten Sie mit Stäuben, Gasen, Dämpfen, als Bäcker, Landwirt oder in der Industrie?	Es gibt Nichtraucher, die an einer COPD erkranken. Traurige Berühmtheit hat dabei die Staublunge als Berufskrankheit der Berg-leute erlangt. Aber auch das früher häufiger verwendete Asbest und feine Stäube, wie sie in der Industrie oder der Landwirtschaft (ähn-lich wie bei der sog. Farmer-Lunge) vorkom-men, können chronische Entzündungen der Atemwege hervorrufen, die schließlich zu einer COPD führen.	

gnose und die rechtzeitige Reaktion auf den .Befund können eine Verschlimme-rung der COPD verlangsamen, wenn nicht sogar aufhalten.

Der Arzt wird in den meisten Fällen auf eine breit angelegte, so genannte Basisdiag-nostik zurückgreifen, die auch das Aufspü-ren anderer Erkrankungen, die mit einer Engstellung der Bronchien und damit einer Atemnot einhergehen, zulässt. Für manche Untersuchungen wird er Sie vielleicht auch überweisen, zum Beispiel zu einem Lungenfacharzt oder zu einem Radiologen.

Neben der Frage, ob solche oder ähnliche Erkrankungen in der Fami-lie vorkommen (sog. Familienanam-nese, allerdings ist die COPD nur selten erblich bedingt), gilt das

Da sich dieses Buch aus-schließlich mit der Er-krankung COPD befasst, stellen wir die Beschrei-bung möglicher diagnos-tischer Verfahren bei dem Verdacht auf ande-re Erkrankungen zurück.

Interesse des Arztes vor allem der Vergangenheit Ihrer Lunge. Hier geht es ihm auch um lange zu-rückliegende Ereignisse. Was wa-ren Sie von Beruf (Landwirte, Bäcker und Bergarbeiter leiden oft unter einer sog. Staublunge)? Wie lange treten die Beschwerden schon auf?

Antworten auf diese und andere Fra-gen helfen dem Arzt, seinen Verdacht zu bestätigen. Reichen die Indizien aus, wird er weitere Untersuchungen durchführen, um die Diagnose zu bestätigen. Denn gera-de bei unklaren Symptomen, wie Husten und Atemnot, muss er andere Erkran-kungen unbedingt sicher aus-schließen!

Die körperliche Untersuchung

Die körperliche Untersuchung ist – neben dem ausführlichen Gespräch – das zweite Grundhandwerkszeug des Arztes. Die Diagnose einer chronisch atemwegsverengenden Bronchitis ist nicht schmerzhaft. Alle Verfahren sind darauf ausgerichtet, möglichst frühzeitig Klarheit über die Ursachen der Beschwerden zu bekommen und die Bronchien zu schützen.

Für die körperliche Untersuchung braucht der Arzt seine Beobachtungsgabe, seine Hände und ein Stethoskop. Er achtet auf Veränderungen des Brustkorbs, eine Überblähung der Lunge, krankhafte Atemgeräusche und auf Hinweise, die auf andere Erkrankungen mit ähnlichen Symptomen hindeuten.

Eventuell wird der Arzt eine Messung des Thoraxumfangs durchführen. Wichtig ist außerdem die Beurteilung der Spalten zwischen den einzelnen Rippenbögen (sog. Intercostalräume). Sind sie deutlich zu breit, spricht dies für eine Aufblähung der Lunge (das sog. Emphysem) bzw. eine akut überdehnte Lunge. Durch den Klang beim Abklopfen lässt sich dieser Verdacht bestätigen oder ein Stück weit entkräften.

Das Gleiche gilt für den Bewegungsspielraum des Zwerchfells. Es grenzt den Brustraum nicht nur gegenüber dem Bauchbereich ab, sondern übernimmt – versehen mit der entsprechenden Muskulatur – auch einen Großteil der Atemarbeit. Der Arzt wird Sie zuerst bitten, vollständig auszuatmen. Durch den unterschiedlichen Klang beim Abklopfen kann er so genau die Grenze der Lunge und damit die Position des Zwerchfells ermitteln.

Ein weiterer Untersuchungsschritt ist die Lageabhängigkeit. Atmung und Kreislauf hängen untrennbar miteinander zusammen. Nur bei einem ungehinderten Blutdurchfluss

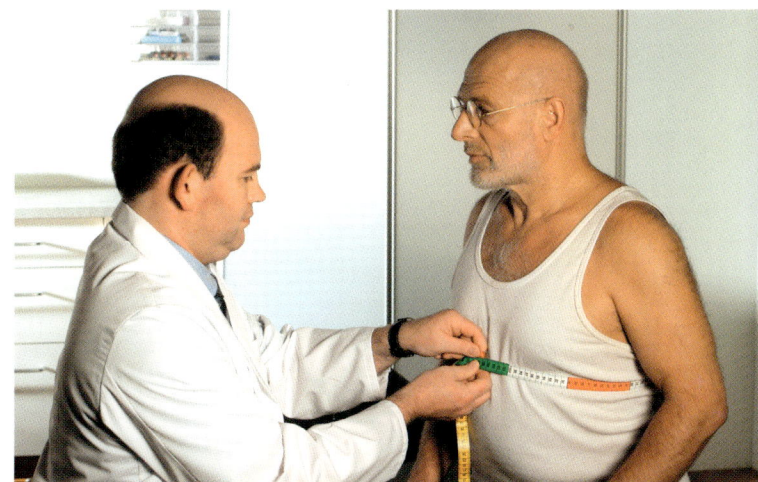

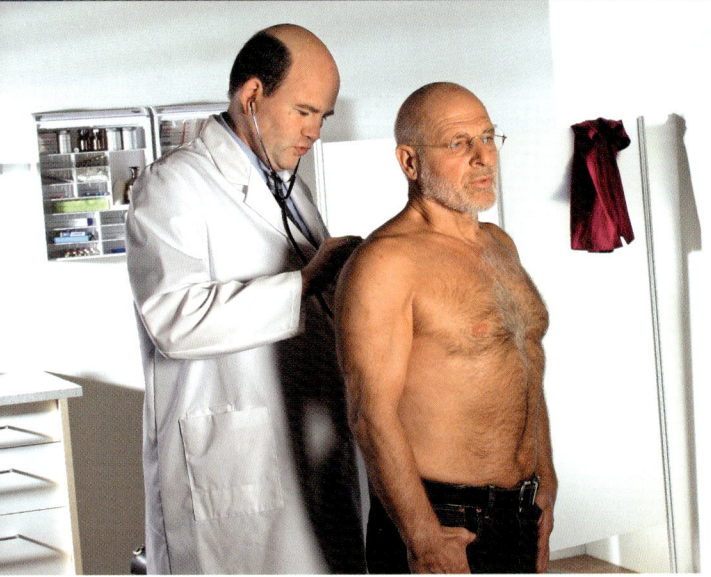

durch die Lunge wird der Körper ausreichend mit Sauerstoff versorgt und das Herz nicht unnötig belastet, denn das gesamte Blut im menschlichen Körper muss durch die Lunge. Und genau hier kann ein Problem liegen: Ist beispielsweise die linke Seite des Herzens nicht in der Lage, genügend Blut aus der Lunge „wegzupumpen", kommt es zu einem regelrechten Blutstau. Die Folge: Atemnot vor allem im Liegen.

DAS ABHÖREN (AUSKULTATION)

Hier versucht der Arzt mit dem Stethoskop Lungengeräusche beim Atmen abzuhören. Besonders die Stärke des Atmengeräusches zeigt, wie weit die Engstellung der Bronchien bereits fortgeschritten ist. Ein sehr leises Atemgeräusch dagegen kann auf ein Emphysem hindeuten.

Hinweis auf eine COPD geben außerdem bestimmte Geräusche, die beim Strom der Luft durch die Bronchien entstehen. Dabei unterscheidet der Arzt gleich ein ganzes Sammelsurium, das es genau zu kennen gilt: Die sog. Rasselgeräusche zum Beispiel entstehen durch Schleim, der durch die Atemluft in Schwingungen versetzt wird. Bei einer Verengung der Bronchien treten vor allem beim Ausatmen ein deutlich hörbares Pfeifen, Giemen und – je nach Schleimmenge – Brummen auf.

DIE LUNGENFUNKTIONSPRÜFUNG (SPIROMETRIE BZW. BODYPLETHYSMOGRAPHIE)

Die Untersuchung der Lungenfunktion ist recht simpel: Man bläst so fest wie möglich in ein Gerät hinein, das anzeigt, wie viel Luft man insgesamt pusten und wie schnell man die Luft ein- oder ausatmen kann. Dies gelingt an einem recht einfachen Gerät, dem so genannten Spirometer. Bei komplizierteren Fragestellungen und für mehr Informationen kommt ein aufwändigeres Gerät zum Einsatz, der so genannte Bodyplethysmograph, der an eine Telefonzelle erinnert.

Deutlich sei gesagt: Beide Verfahren tun nicht weh und sind auch nicht unangenehm. Es kommt lediglich darauf an, im richtigen Moment (nach Anweisung durch die Fachkraft) entweder ein- oder auszuatmen. Das ist schon alles. Die Nasenatmung wird mit einer – entfernt an eine altertümliche Schwimmnasenklemme erinnernden – Klammer verhindert, und ab diesem Moment wird ausschließlich durch ein Mundstück geatmet. Zugegeben, ein wenig ungewohnt, mehr aber nicht.

Das Ziel ist es, nun die wichtigsten Daten über die Funktion der Lunge zu sammeln. Vielleicht ist Ihnen der ein oder andere Begriff schon einmal begegnet, der in unten stehender Übersicht kurz erläutert wird:

Neben diesen Werten lassen sich noch einige andere Lungendaten rechnerisch aus der Untersuchung ableiten.

Wichtig sind vor allem zwei Werte: Einmal die relative Einsekundenkapazität (FEV1) und der Peakflow-Wert (Abk.: PEF-Wert), der allerdings bei der Verlaufsbeobachtung einer COPD-Erkrankung keine große Rolle spielt.

DIE MESSUNG DES PEAKFLOW-WERTES

Dieser Wert kann – anders als die meisten anderen der erwähnten Lungenfunktionswerte – ganz einfach von den Betroffenen selbst gemessen werden: mit Hilfe eines kleinen,

handlichen Peakflow-Meters, das ähnlich aussieht wie eine zu kurz und zu breit geratene Blockflöte. Ein kräftiger Ausatmer (wie beim Auspusten einer Kerze) lenkt einen kleinen Plastikpfeil ab, der auf einer Skala entlangrutscht und – je nach Ausatemfluss – früher oder später zum Stillstand kommt.

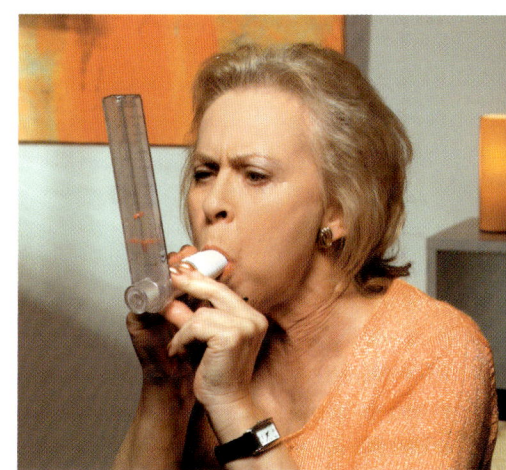

Der PEF-Wert steht dabei für die maximal erreichte Flussgeschwindigkeit der ausgeatmeten Luft. Die Anzeige auf der Skala erfasst die Liter, die pro Minute die Lunge verlassen. Zwar gibt es „Richtwerte", geordnet nach Geschlecht und Alter,

---

Die wichtigsten Lungenwerte:

- *Wie viel Luft passt in die Lunge (Totale Lungenkapazität, Abkürzung: TLC)?*
- *Wie viel Luft kann insgesamt durch die Atmung bewegt werden, gemessen bei langsamer maximaler Einatmung nach vorausgegangener langsamer maximaler Ausatmung (inspiratorische Vitalkapazität, Abkürzung IVC)?*
- *Wie viel Luft kann in der ersten Sekunde maximal ausgeatmet werden (sog. forciertes exspiratorisches Volumen in der ersten Sekunde, Abkürzung: FEV1)?*
- *Wie hoch ist die maximale Atemstromstärke (sog. maximaler exspiratorischer Fluss, Abkürzung PEF)?*
- *Wie viel Luft kann in der ersten Sekunde maximal eingeatmet werden (sog. forciertes inspiratorisches Volumen in der ersten Sekunde, Abkürzung: FIV1)?*

doch bei jedem Menschen unterscheidet sich der persönliche „Bestwert" durchaus erheblich. Um also festzustellen, wie der individuelle „Bestwert" ist, bedarf es einiger Tage Probemessen. Vor allem eine spätere Veränderung des PEF-Wertes wird damit erst aussagekräftig: nach oben (besser) wie auch nach unten (die Bronchien sind zu eng). Bei einer stabilen COPD verändert sich der Peakflow-Wert kaum. Fallen Ihre Werte allerdings stark ab oder verändern sich über den Tag sehr stark, muss Ihre individuelle Therapie vom Arzt überprüft werden.

Nicht jeder von einer COPD Betroffene muss auch regelmäßig den PEF-Wert messen.

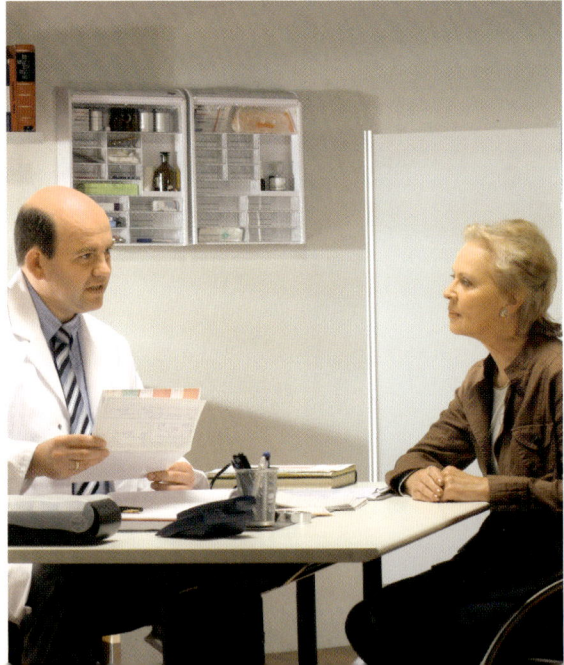

In einigen Fällen der COPD verändern sich die Werte nur wenig. Ob Sie dazu gehören, erfahren Sie von Ihrem Arzt, im Zweifelsfall ausprobieren.

DIE MESSUNG DER RELATIVEN EINSEKUNDENKAPAZITÄT

Bei diesem Wert geht es darum, die Menge an Luft, die man innerhalb der ersten Sekunde maximal ausatmen kann (FEV1), der Menge an Luft gegenüberzustellen, die man maximal einatmen kann (IVC), also einen Quotienten zu bilden: FEV1/IVC. Der erhaltene Wert wird auch Tiffeneau-Index genannt.

Zeigen sich niedrige Werte bei diesem Test, schließt der Arzt in den meisten Fällen noch einen Bronchospasmolyse-Test an.

DER BRONCHOSPASMOLYSE-TEST

Bei diesem Test geht es darum herauszufinden, ob sich die Engstellung der Bronchien durch Medikamente lösen lässt (sog. Lyse) – also Bronchospasmolyse. Ist das nicht oder nur eingeschränkt der Fall, bildet dies einen weiteren Baustein für die Diagnose COPD. Um zu messen, ob sich die Verengung beheben lässt, muss zuerst ein FEV1-Wert ermittelt werden. Fällt er „unter der persönlichen Norm" aus, so zeigt dies: Die Bronchien sind zu eng, deshalb kann die Luft nicht ausreichend schnell ausgeatmet werden. Der Arzt gibt nun ein Medikamenten-Spray (ein sog. Beta-2-Sympathomimetikum oder ein Anticholinergikum), das die Bronchien erweitert, und bittet den Patienten, bis zu zehn Minuten (Beta-2-Sympathomimetikum) bzw. 30 Minu-

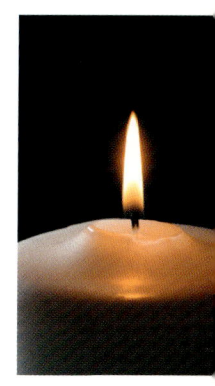

ten (Anticholinergikum) zu warten und dann erneut das Einsekundenvolumen zu bestimmen.

Lässt sich die Verengung (die so genannte Obstruktion) durch das Medikament nicht erheblich zurückdrängen, ist dies ein Beleg dafür, dass die Verengung der Bronchien nur in geringem Maße beeinflusst werden kann. Mit diesem Test erfolgt die Abgrenzung zum Asthma bronchiale. Der Grund: Asthmabetroffene reagieren bei Gabe eines solchen Sprays mit einer deutlichen Verbesserung.

DIE RÖNTGENUNTERSUCHUNG

Vielleicht fragen Sie sich, ob eine Röntgenuntersuchung unbedingt erforderlich ist. Dies hängt davon ab, wann zuletzt eine solche Untersuchung der Lunge durchgeführt wurde. Andere Erkrankungen rufen ähnliche Symptome hervor und müssen so ausgeschlossen werden. Insbesondere können die Schadstoffe, die zu einer COPD führen, auch Lungentu-

more auslösen. Um diese zu erkennen oder diesen Befund auszuschließen, sollte unbedingt eine Röntgenaufnahme der Lunge gemacht werden. Diese bringt außerdem keine größere Strahlenbelastung für die Lunge, als als ein Flug nach Amerika.

Eine Röntgenuntersuchung der Lunge ist mit modernen Geräten zudem mit viel weniger Strahlenbelastung verbunden, als das noch vor wenigen Jahren der Fall war. Haben Sie dennoch Bedenken, fragen Sie am besten Ihren Arzt danach. Er wird Sie ausführlich über die Risiken und den Nutzen einer solchen Röntgenuntersuchung aufklären. Teilen Sie ihm außerdem mit, wenn bei Ihnen bereits vor kurzem eine Röntgenuntersuchung der Lunge durchgeführt worden ist. Er kann dann die Bilder des Kollegen anfordern und entscheiden, ob eine erneute Aufnahme überhaupt vonnöten ist.

DIE LABOR-UNTERSUCHUNG

Sie kann unter Umständen notwendig sein, zum Beispiel um Hinweise auf eine Infektion zu erhalten, die eine akute Verschlechterung erklärt. Auch die erbliche Form des Lungenemphysems, der Alpha-1-Proteaseninhibitor-Mangel kann so festgestellt werden.

DIE BODYPLETHYSMOGRAPHIE

Diese Untersuchung gleicht dem Aufenthalt in einer Telefonzelle, wobei man in ein Mundstück blasen muss. Die Messungen sind mit dieser vom Apparat her aufwändigeren Methode deutlich empfindlicher als bei der einfachen Lungenfunktionsprüfung.

Damit lässt sich der Grad der Überblähung der Lunge bestimmen, also wie viel Luft nach der tiefsten Ausatmung immer noch im Brustkorb verbleibt. Und es lässt sich der Atemwegswiderstand messen, er gibt während der Ruheatmung Auskunft über die Enge der Atemwege.

BLUTGASANALYSE

Sie gibt Auskunft darüber, ob die Sauerstoffaufnahme in der Lunge bereits gestört ist. Dann sind Auswirkungen auch auf andere Organe zu befürchten.

WEITERFÜHRENDE UNTERSUCHUNGEN

Zur sicheren Abklärung einer COPD ist die Fülle der hier aufgezählten Untersuchungen in der Regel ausreichend. Nur in wenigen Verdachtsfällen wird es notwendig sein, beispielsweise eine CT-Aufnahme (sog. Computertomographie) des Brustkorbes anzusetzen. Wenn überhaupt, dann meistens verbunden mit der Frage, ob sich eine sonst nicht sichtbare Veränderung der Lungen bzw. der Luftwege finden lässt.

Auch der Blick hinein in die Luftwege, die so genannte Bronchoskopie, kommt nur in bestimmten Fällen zum Einsatz, wenn andere Erkrankungen ausgeschlossen werden müssen. Bleibt die Atemnot bestehen und weist auch die Untersuchung der Blutgaswerte (Sauerstoff- und Kohlendioxydgehalt im Blut)

besorgniserregende Befunde auf, dann können weiterführende Untersuchungen nötig sein. Ihr Arzt wird dann ausführlich mit Ihnen darüber sprechen. Dies ist immer eine ganz persönliche Entscheidung, die nur auf Ihr Beschwerdebild ausgerichtet ist.

ZUSAMMENFASSUNG

Die Diagnose kann einige Zeit in Anspruch nehmen. Der Arzt muss sicherstellen, dass die Ursachen für den Husten und die Atemnot nicht in einer anderen Erkrankung, z. B. Asthma bronchiale, einer Herzschwäche oder in einem Tumor liegen.

Nach wie vor steht das ärztliche Gespräch noch an erster Stelle. Die anschließende körperliche Untersuchung und der Lungenfunktionstest geben dem Arzt Hinweise auf die zugrunde liegende Erkrankung und den Schweregrad der Atemwegsverengung. Die Röntgenuntersuchung und die Labordiagnostik können erforderlich werden, um das Bild abzurunden und die Diagnose COPD zu sichern – immer unter der Voraussetzung, dass andere Ursachen ausgeschlossen werden konnten bzw. nicht wahrscheinlich sind.

Jetzt ist der Punkt erreicht, an dem Sie gemeinsam mit Ihrem Arzt aktiv etwas gegen das weitere Voranschreiten der Erkrankung tun können. Sie sind nun auf dem besten Wege, mehr Bewegungsfreiheit und Lebensqualität zurückzugewinnen.

Was kann Ihr Arzt tun?

Behandlung, Medikamente, begleitende Therapie

Dieses Kapitel ist für Sie vielleicht das wichtigste in diesem Buch. Spiegelt es doch die am häufigsten gestellten Fragen wider, greift sie auf und versucht, sie auf der Basis des heutigen medizinischen Wissens zu beantworten.

In erster Linie gilt es bei der COPD das Voranschreiten aufzuhalten. Wenn die Schadstoffe weiterhin auf die Lunge einwirken, dies gilt vor allem für das Rauchen, kann keine Therapie und kein Medikament die ständige Verschlechterung mit abnehmender Belastbarkeit und zunehmender Atemnot aufhalten.

Es gibt auch Arzneimittel, die eine COPD sogar noch verstärken. Diese wird Ihr Arzt deshalb durch andere Medikamente ersetzen. Doch alle Maßnahmen verpuffen, wenn Sie nicht Ihre Lebensweise an die neue Herausforderung anpassen.

Gefragt ist in erster Linie Ihre Mithilfe, wenn Sie sich beispielsweise in Lungensportgruppen körperlich betätigen oder bei starkem Untergewicht auf eine kalorienreiche oder bei starkem Übergewicht auf eine kalorienarme Ernährung achten. Außerdem gilt es besonders Infekte der Atemwege zu vermeiden. Sie sind häufig die Ursache von starken Verschlechterungen.

Auch die Medikamente gehören zum Konzert der vielfältigen therapeutischen Ansätze dazu. Sie werden vielleicht zum ständigen, unverzichtbaren Begleiter und lösen dadurch oft auch Ängste bei den Betroffenen aus, werfen Fragen und Unsicherheiten auf, die im Alltag oft nicht befriedigend und umfassend ausgeräumt werden können:

- Ist ein Dauereinsatz gefährlich?

- Welche Nebenwirkungen haben die Medikamente?

- Können die Medikamente die Zerstörung der Bronchien aufhalten oder verlangsamen?

„DIE" THERAPIE GIBT ES NICHT

Die moderne Behandlung gerade im Rahmen der DMP-Programme, setzt heute auf

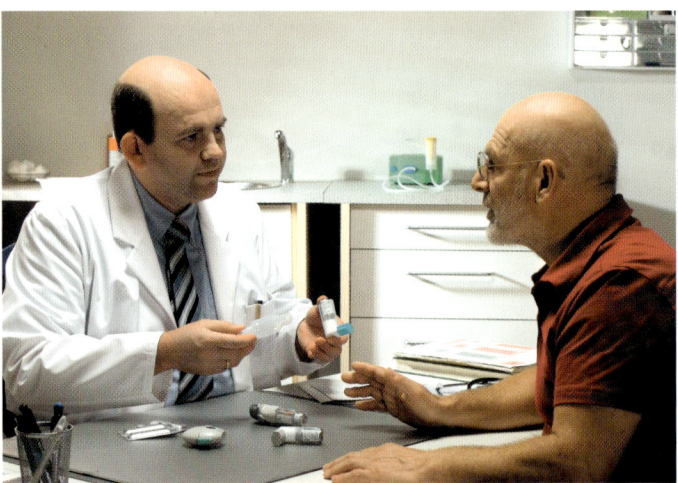

viele verschiedene Säulen. Welche davon zum Einsatz kommen, hängt stark von der Schwere der Erkrankung sowie von weiteren Gesundheitsstörungen ab, die gleichzeitig im Auge zu behalten sind.

Das oberste Ziel der Behandlung muss sein, die Luftnot zu beheben und eine Verschlimmerung der chronischen Bronchitis und eines eventuell vorhandenen Emphysems (siehe ab S. 13) aufzuhalten. Das Wichtigste für Raucher ist es außerdem, vom Glimmstängel zu lassen. Tipps und Anleitung dazu erhalten Sie ab Seite 79.

Diese Ziele lassen sich erreichen, wenn Sie und Ihr Arzt eng und vertrauensvoll zusammenarbeiten. Falls Sie im Laufe der Zeit einmal

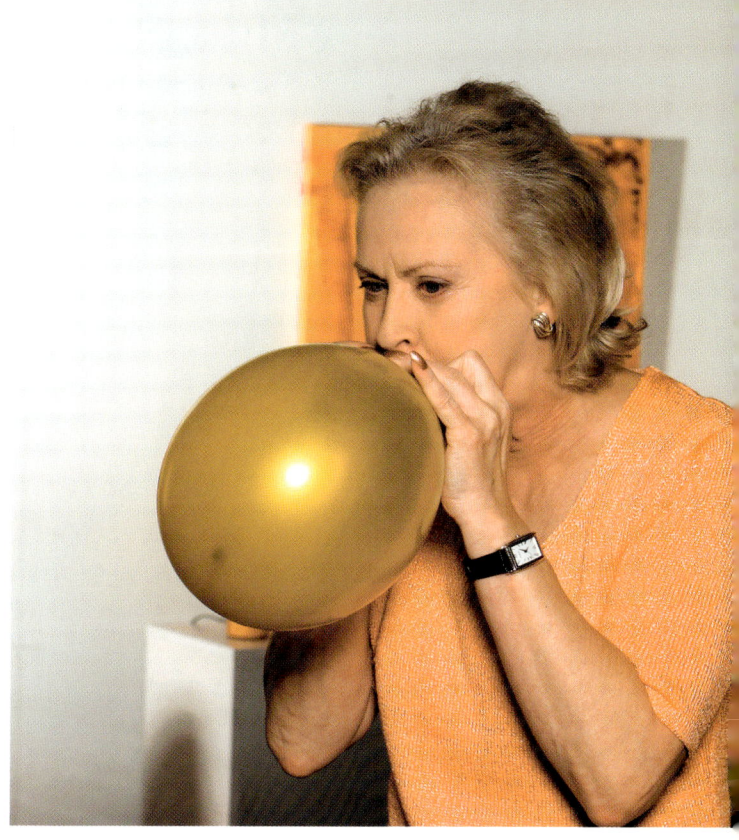

Drei Motivations-Punkte ...

- **Sie können das Auftreten einer akuten Atemnot verhindern und im Fall der Fälle richtig reagieren.**
- **Sie können eine weitere Verschlechterung der Werte Ihrer Lungenfunktion auf Dauer aufhalten oder sie vielleicht sogar verbessern.**
- **Sie können, je nach Schweregrad, wieder leichte bis starke Anstrengungen meistern und Ihren Alltag mit Lebensqualität füllen.**

ein Motivationstief durchleben – und so geht es wirklich jedem – dann machen Sie sich immer wieder bewusst, was Sie gemeinsam mit Ihrem Arzt als Behandlungsteam erreichen können.

DIE MEDIKAMENTÖSE THERAPIE

Eine zerstörte Bronchialschleimhaut oder vernichtete Lungenbläschen können nicht wieder repariert werden. Aber – und das ist die gute Nachricht – es gibt wirksame Möglichkeiten, den fortschreitenden Prozess aufzuhalten und sogar ein Leben mit COPD angenehm und lebenswert zu gestalten. Auf den nächsten Seiten finden Sie eine ausführliche Zusammenstellung der medikamentösen Therapien, die Ihnen dabei helfen können.

Die Behandlung folgt dabei einem so genannten Stufenplan. D. h., es werden nicht irgendwelche Medikamente willkürlich verschrieben, sondern Ihr Arzt beginnt vielmehr mit solchen Substanzen, die am wirksamsten und am besten verträglich sind.

Die folgende Übersicht soll Ihnen einen ersten Eindruck über das Schema der medikamentösen Therapie bei COPD ermöglichen:

MEDIKAMENTÖSE THERAPIE DER CHRONISCH-OBSTRUKTIVEN BRONCHITIS/COPD

BEDARFSTHERAPIE

kurz wirksame Beta-2-Sympathomimetika (siehe S. 36–37)

oder

kurz wirksame Anticholinergika (siehe S. 38)

oder ggf.

Kombination von kurzwirksamen Beta-2-Sympathomimetika (siehe S. 38) und Anticholinergika

In begründeten Einzelfällen kann ebenfalls Theophyllin (siehe S. 46) in einer Darreichungsform mit rascher Wirkstofffreisetzung verwendet werden.

DAUERTHERAPIE

langwirksames Anticholinergikum (siehe S. 38)

oder

langwirksame Beta-2-Sympathomimetika (siehe S. 36)

In begründeten Einzelfällen wird auch hier Theophyllin eingesetzt, allerdings mit verzögerter Wirkstofffreisetzung. Ebenfalls haben auch inhalative Glukokortikoide (siehe S. 48–51) bei der Dauertherapie von einigen Fällen einer mittelschweren oder schweren COPD ihren Platz. Besonders wenn zusätzlich Hinweise auf Asthma bronchiale bestehen. Die Gabe von systemischen Glukokortikoiden (siehe S. 48) kann u. U. auch erwogen werden. Schleimlösende Substanzen werden außerdem in Falle von häufig auftretenden Exazerbationen (siehe S. 55–60) eingesetzt.

Leichte COPD

Eine leichte COPD ist häufig nicht durch eine Lungenfunktionsprüfung nachzuweisen. Die Ergebnisse unterscheiden sich kaum von denen eines Gesunden. Die typischen Symptome, wie Husten und Auswurf, sind jedoch bereits vorhanden.

Bei diesem Schweregrad wird die COPD häufig über lange Zeit nicht erkannt. Für die Betroffenen gehört der „Raucherhusten" einfach zum Leben dazu, eine gelegentliche Atemnot nach starker Belastung ist „irgendwie normal" und damit nicht weiter beachtenswert. Größere Anstrengungen, z. B. Bergwandern, werden einfach vermieden. Der Arzt erfährt nichts von den Beschwerden und kann nichts tun.

Dennoch ist eine Diagnose und Therapie bereits zu diesem frühen Zeitpunkt wünschenswert, denn je früher man das Voranschreiten aufhält, umso besser. Die Behandlung ist vor allem eines: pragmatisch und beschwerdeorientiert. In der Regel wird ein Bedarfsmedikament genügen, das die Bronchien bei auftretenden Symptomen erweitert, um so die Atem- bzw. Luftnot zu beseitigen. Dies gelingt mit Hilfe der so genannten „Beta-2-Sympathomimetika" oder der sog. Anticholinergika (siehe dazu auch die Medikamenteninfo: Anticholinergika und Beta-2-Sympathomimetika auf den folgenden Seiten). Es sollten nur dann so genannte kurz wirkende Beta-2-Sympathomimetika oder Anticholinergika eingesetzt werden, wenn Beschwerden bestehen – sonst nicht. Nach einer ausführlichen Beratung durch den Arzt, wann genau das Präparat eingesetzt werden soll, ist ein gemeinsamer Test der Anwendung empfehlenswert. Gerade beim ersten Mal sollten sich alle Beteiligten mit dem Umgang der Geräte (bspw. Düsenvernebler, Dosierspray mit Mundstück oder Pulverinhalator) vertraut machen. Lassen Sie sich die Inhalationstechnik genau erklären und am Gerät zeigen, hier gibt es einiges zu beachten. Machen Sie es dann auch selbst vor und lassen überprüfen, ob Sie es auch richtig gemacht haben.

Am wichtigsten ist aber, dass Sie die Schadstoffe von Ihrer Lunge fernhalten und Sport treiben. Vielleicht brauchen Sie dann die Medikamente fast gar nicht mehr.

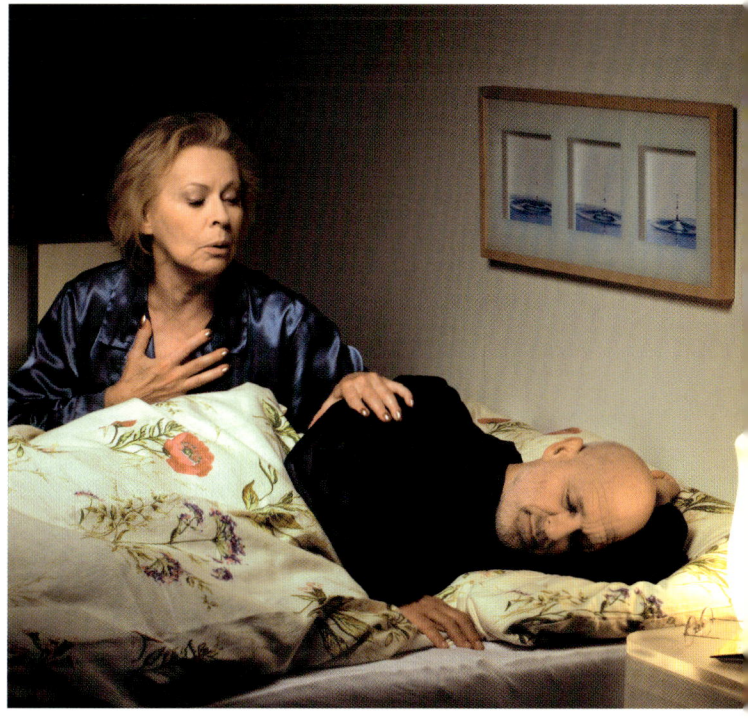

MEDIKAMENTENINFO

**BETA-2-
SYMPATHO-
MIMETIKA**

BETA-2-SYMPATHOMIMETIKA

Unter dieser Substanzgruppe, die es schon seit vielen Jahren gibt und die als sehr zuverlässig und sicher gilt, werden eine ganze Reihe von Wirkstoffen zusammengefasst. Vor allem für die Wirkstoffe Fenoterol, Salbutamol, Terbutalin in der Bedarfstherapie und für Formoterol und Salmeterol in der Dauertherapie wurde die Wirksamkeit belegt. Sie werden in der Regel inhaliert und gelangen so direkt in die Bronchien. Weil sie dann fast nur am Ort des Geschehens wirken, werden Nebenwirkungen so auf ein Minimum reduziert.

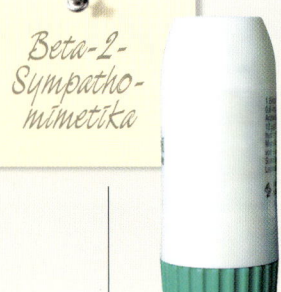

Beta-2-
Sympatho-
mimetika

DIE WIRKUNGEN

Beta-2-Sympathomimetika haben die Aufgabe, die verengten Bronchien zu erweitern und damit den Luftwiderstand beim Atmen deutlich zu senken. Ihr Wirkprinzip ist: Sie docken an den Rezeptoren derjenigen Nervenausläufer an, die für die Weitstellung der Bronchien zuständig sind. Da Bronchien von so genannter glatter Muskulatur umgeben sind, kann sich diese nach einem Nervenimpuls zusammenziehen und damit den Querschnitt der Atemwege einengen. Genau hier greifen die Beta-2-Sympathomimetika ein. Sie wirken auf die Rezeptoren, die sonst vom Nervus sympathikus angeregt werden und die Bronchien weit machen.

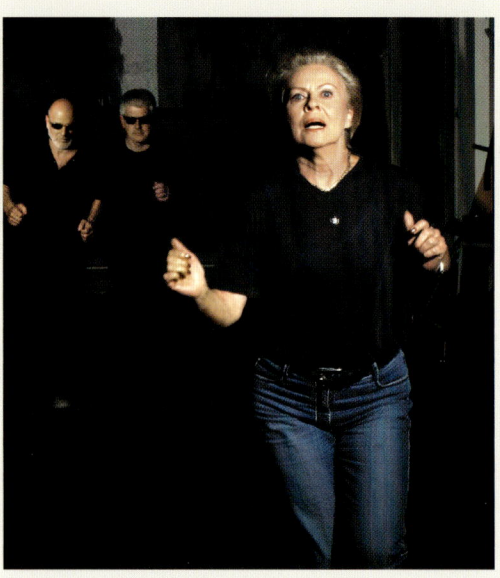

Bronchienerweiternde Medikamente ahmen eine natürliche Fluchtreaktion des Körpers nach: Bei Gefahr weiten sich die Bronchien, damit die Lungen mit mehr Sauerstoff versorgt werden.

Schaut man sich die Wirkstoffe näher an, dann sieht man, dass vor allem zwischen lang und kurz wirksamen Substanzen unterschieden wird. Sie können sowohl bei akuter Atemnot, als auch im Rahmen einer Dauertherapie eingesetzt werden. Die kurz wirksamen Substanzen kommen fast ausschließlich in der Bedarfstherapie zum Einsatz, die lang wirkenden Präparate, wenn es beispielsweise nötig ist, nächtliche Beschwerden abzuschwächen.

Wichtig: Beta-2-Sympathomimetika wirken bronchialerweiternd und können so die Atemnot lindern.

BETA-2-
SYMPATHO-
MIMETIKA

DIE NEBENWIRKUNGEN

Durch die Beeinflussung bzw. die Nachahmung der Effekte des Nervus symphaticus kann es bei der Anwendung in höheren Dosierungen – gerade in den ersten Tagen – zu Nebenwirkungen kommen. Die wichtigsten sind dabei ein Fingerzittern (die ersten drei bis sechs Tage, danach klingt es meistens wieder ab), eine Zunahme der Herzfrequenz (es können bspw. auch Herzrhythmusstörungen auftreten, die aber in der Regel wieder verschwinden) sowie eine innere Unruhe.

Gerade bei Dosiersprays oder Pulverinhalatoren kann es auch zu einem Jucken im Hals kommen. Durch ein paar Schlucke Wasser wird man damit schnell fertig. Es gibt zwar noch eine Reihe von weiteren beobachteten Effekten, diese spielen aber – insbesondere bei der inhalativen Anwendung – meistens keine Rolle. Generell gilt: Wenn Sie eine Nebenwirkung an sich beobachten, sprechen Sie bitte unverzüglich mit Ihrem Arzt darüber. Ausgeprägter sind die möglichen unerwünschten Effekte bei einer Einnahme als Tablette, Saft, Kapsel oder als Infusion bzw. Spritze.

DIE ANWENDUNG

Ihr Arzt wird mit Ihnen besprechen, in welcher Form Sie die Beta-2-Sympathomimetika anwenden. Am häufigsten ist die Gabe als Dosierspray.

DIE BEURTEILUNG

Die Beta-2-Sympathomimetika sind aus der Therapie einer COPD nicht wegzudenken, sie werden ebenso wie die Anticholinergika als Mittel der ersten Wahl angewendet, oft auch mit ihnen gemeinsam.

Auch wenn Sie Bedenken haben, Sie könnten unruhig werden oder Ähnliches, so sei erwähnt, dass diese Nebenwirkungen in der Regel nach einigen Tagen der Anwendung wieder verschwinden. Vor dem Einsatz dieser Substanzen sollte man wirklich keine Angst haben. Sie sind seit Jahren bekannt, millionenfach angewandt, werden sogar Kindern verordnet und sind damit wirklich als sicher zu bezeichnen. Auch hier gilt der Leitspruch der Medizin, je weniger Medikamente eingesetzt werden müssen, desto besser. Aber wenn die Notwendigkeit gegeben ist, sollten Sie vor dem Einsatz keine Angst haben.

DER ÄRTZLICHE RAT

Wenn Sie feststellen, dass Sie nach einer Atemnot immer mehr Hübe aus dem Dosierspray oder Atemzüge aus dem Pulverinhalator benötigen, um beschwerdefrei zu sein, sollten Sie Ihren Arzt darüber informieren. Er wird dann überprüfen, ob die Dosis angepasst bzw. die Therapie verändert werden sollte. Viel hilft hier nicht viel mehr! Als Faustregel gilt: Acht Hübe am Tag sind die Obergrenze. Eine häufigere Anwendung erhöht die Wirkung nicht. Haben Sie aber auch bitte keine unnötigen Ängste beim Durchlesen des Beipackzettels. Hier gilt, wie so oft, dass die dort gemachten Angaben mehr Verwirrung als Klarheit stiften und viele besorgte Betroffene mit Formulierungen wie „selten" oder „vereinzelt" nichts anfangen können. Sprechen Sie einfach Ihren Arzt an, wenn Sie Fragen haben oder unsicher sind.

MEDIKAMENTENINFO

ANTICHOLINERGIKA

Bei der Behandlung der COPD gehören neben den Beta-2-Sympathomimetika auch die sog. Anticholinergika (Ipratropium, Tiotropiumbromid) zu den Mitteln der ersten Wahl. Man unterscheidet zwischen kurz und lang wirksamen Anticholinergika, wobei die kurz wirksamen Medikamente bei Bedarf eingesetzt werden, die lang wirksamen auch in der Dauertherapie zum Einsatz kommen. Bei einigen Langzeitanticholinergika genügt sogar eine Anwendung einmal täglich. Die spürbare Linderung der Beschwerden hält dann 24 Stunden an.

DIE WIRKUNGEN

Ihre Wirkweise entspricht der von Beta-2-Sympathomimetika. Sie hemmen den Parasympathikus, also den Nerv, der die Bronchien eng macht.

Anticholinergika verhindern dieses Zusammenziehen, indem sie einen Botenstoff hemmen, der die Nervenimpulse weiterleitet, und machen so die Bronchien unempfindlicher gegenüber äußeren Reizen. Diese Eigenschaft macht sie zu einem der Standardmedikamente. Zusätzlich reduzieren Anticholinergika etwas die Schleimproduktion, indem sie direkt die Schleimdrüsen beeinflussen.

DIE NEBENWIRKUNGEN

Auch bei den Anticholinergika halten sich die Nebenwirkungen zum Glück sehr in Grenzen. Die inhalierten Substanzen können ihrerseits in einigen Fällen zu Husten führen. Bei der Anwendung als Spray kann es zu einer vorübergehenden Mundtrockenheit kommen. Selten erhöht sich die Herzschlagfrequenz. Doch diese Nebenwirkungen kommen nicht oft vor und das Fazit bleibt: Anticholinergika sind gut verträglich. Ihr Nutzen überwiegt bei weitem.

DIE ANWENDUNG

Anticholinergika werden ausschließlich als Dosieraerosol, Pulver oder Inhalationslösung direkt in die Bronchien gebracht. Es sind auch einige Präparate auf dem Markt, die eine Kombination aus Anticholinergika und Beta-2-Sympathomimetika enthalten.

Wichtig ist bei der Dauertherapie, dass die Abstände zwischen den Anwendungen eingehalten werden. Anticholinergika wirken nach etwa 20–30 Minuten und für eine Dauer von etwa sechs Stunden, je nach Substanz auch länger. Die Langzeit-Anticholinergika wirken bis zu 24 Stunden und müssen, wie schon erwähnt, nur einmal täglich inhaliert werden.

DIE BEURTEILUNG

Anticholinergika sind – wie auch die Beta-2-Sympathomimetika aus der Bedarfs-, und auch aus der Dauertherapie der COPD nicht mehr wegzudenken und gut verträglich.

DER ÄRTZLICHE RAT

Es gibt Kombinationspräparate, die beide Wirkstoffklassen enthalten und besonders für Herzpatienten gut geeignet sind. Und noch eine gute Nachricht: Werden Anticholinergika über eine längeren Zeitraum angewendet, kommt es nachgewiesenermaßen zu einer Verbesserung der Belastungsfähigkeit.

RICHTIG INHALIEREN

Der Transport von Medikamenten über die Einatemluft hin zu den Bronchien ist einer Gabe in Tablettenform, als Saft oder via Spritze bzw. Infusion grundsätzlich vorzuziehen. Zum einen erreichen die jeweiligen Wirkstoffe direkt ihren Zielort, zum anderen sind die Nebenwirkungen oft geringer bzw. treten gar nicht erst auf. Der Grund: Die Wirkstoffe können erheblich niedriger dosiert werden, sie gelangen zu einem viel geringeren Prozentsatz in den Blutkreislauf und dieser geringe Anteil wird sehr schnell in der Leber abgebaut und so unschädlich gemacht.

Je nach Ausprägung der Erkrankung und Anwendung stehen heute verschiedene Systeme zur Verfügung, die sich allesamt bewährt haben, aber jeweils in Anwendung und Pflege richtig ausgewählt und vom Arzt, dem Behandlungsteam oder dem Apotheker ausführlich erläutert werden müssen:

- **Pulverinhalatoren,** dazu Anwendungsinfo auf dieser Seite,

- **Dosiersprays** mit bzw. ohne zusätzliches Mundstück, dazu Anwendungsinfo auf Seite 41,

- **Düsenvernebler,** dazu Info auf Seite 43,

- **Ultraschallvernebler,** dazu Anwendungsinfo auf Seite 44.

PULVERINHALATOREN

DIE VORTEILE

Die Pulverinhalatoren gehören mit zu den neueren Entwicklungen auf dem Sektor der transportablen Inhalationshilfen. Sie kommen gänzlich ohne Treibgas aus. Unmittelbar vor dem Atemzug wird der jeweilige Inhalator „geladen". Das geschieht bei jedem System ein wenig anders. Es bedeutet, dass aus einem Medikamentenspeicher bzw. einer Dosis-Einzelverpackung das Präparat in der angegebenen Menge in die Nähe des Mundstückes gebracht wird. Jetzt wird es an den Mund gesetzt und kräftig eingeatmet. Das war's. Der Rest ist reine Physik. Die sehr kleinen Wirkstoffteilchen gehen gemeinsam mit der Luft auf die Reise in die Bronchien. Ein anderes Prinzip setzt auf Wechselmundstücke. In diesem Fall befindet sich der Wirkstoff in einem Plastikaufsatz und wird mittels einer kleinen, aufziehbaren Vorrichtung dosiergenau abgegeben. Ein solches Depot reicht für etwa 200 Inhalationen.

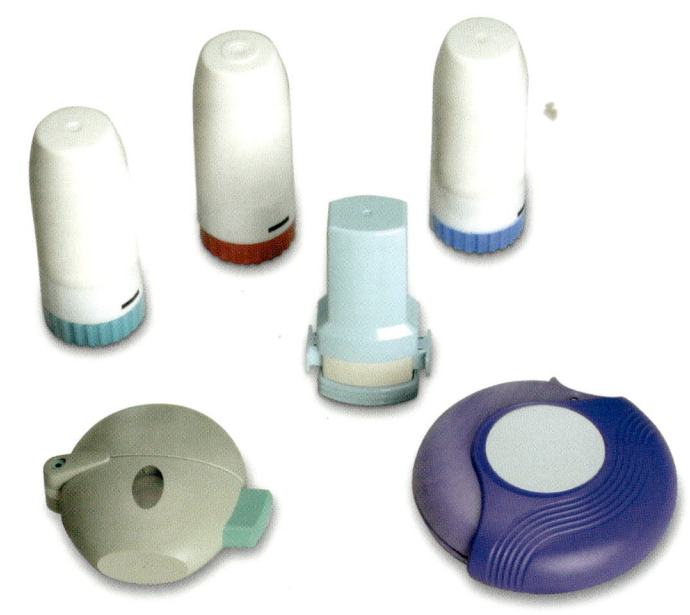

ANWENDUNGSINFO

PULVER-INHALATOREN

Das manchmal etwas komplizierte, gleichzeitige Betätigen des Dosiersprays und Einatmens entfällt damit. Wird die Anwendung einmal gemeinsam mit dem Arzt bzw. seinem Behandlungsteam erlernt, sind Pulverinhalatoren eine hervorragende Option, mit wenig Aufwand (also ohne zusätzliche, sperrige Mundstücke etc.) ein sehr gutes Inhalationsergebnis zu erzielen. Auch die entzündungshemmenden Glukokortikoide (sog. topische Steroide, Cortison) können ohne ein zusätzliches Mundstück inhaliert werden.

Wichtig auch bei den Pulverinhalatoren: Nach dem Einatmen der Substanz sollte die Luft für einige Sekunden angehalten werden, um den feinen Partikeln die Chance zu geben, sich auf den Bronchien niederzuschlagen.

Ein weiterer Vorteil ist, dass auch Betroffene mit schlechter Lungenfunktion Pulverinhalatoren verwenden können. Die Geräte bringen auch bei einer geringen Atemleistung ausreichend Wirkstoff in die Bronchien.

DIE NACHTEILE

Man spürt und schmeckt bei manchen Präparaten während des Einatmens – anders als bei den Dosiersprays – so gut wie nichts. Es fehlt also ein wenig die „Erfolgskontrolle", ob es mit dem Inhalieren wirklich geklappt hat. Bei anderen Präparaten hat man das Gefühl, feinsten Zucker einzuatmen. Dies kann ein Kratzen im Hals verursachen. Doch das ist eine Sache der richtigen Erklärung durch den Arzt bzw. sein Behandlungsteam. Weiterer Nachteil ist die etwas aufwändigere Vorbereitung als bei Dosiersprays.

DER ÄRZTLICHE RAT

Nicht in das Mundstück ausatmen und das Inhaliergerät trocken lagern. Bitte lassen Sie sich unbedingt – neben der korrekten Anwendung – auch die Reinigung des Systems von Ihrem Arzt bzw. seinen Mitarbeitern zeigen. Sie ist von Hersteller zu Hersteller völlig unterschiedlich.

Vor allem nach der Inhalation von Glukokortikoiden (also topischen Steroiden, Cortison) sollte der Mund gründlich ausgespült (bitte ausspucken!) und ein Schluck Wasser nachgetrunken werden. Auf diese Weise gelangt so wenig wie möglich des noch im Mund- und Rachenraum haftenden Wirkstoffs in den Magen, und der Rest wird sehr schnell inaktiviert (zum Teil auch erst nach der Aufnahme in den Blutkreislauf und dann beim Passieren der Leber). Das ist wesentlich besser, als wenn er auf den Schleimhäuten im Rachenraum haften bleibt. Denn gerade die inhalierbaren Glukokortikoide können zu Pilzinfektionen im Mundbereich führen. Deshalb gilt: Immer, nach jeder Inhalation ausspülen! Es schadet nichts.

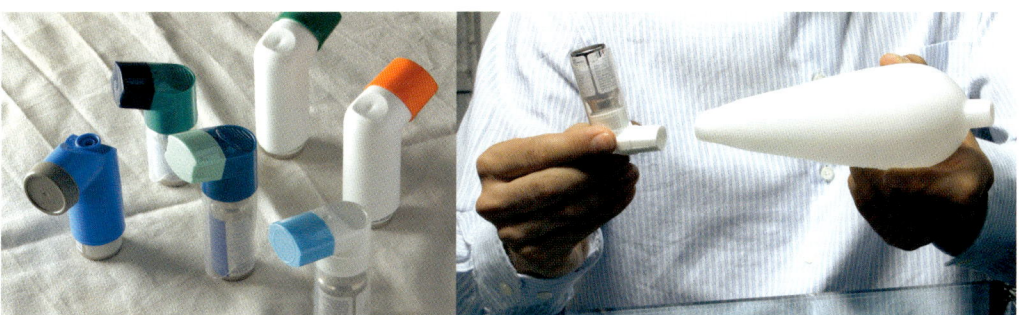

DOSIERSPRAYS
(ODER AUCH DOSIER-AEROSOLE)

DIE VORTEILE

Sie sind die „Klassiker", wenn es darum geht, Medikamente in die Bronchien zu bringen. Praktisch alle Hersteller bieten nach wie vor diese Anwendungsform an. Seit 2003 sind auch keine ozonzerstörenden Treibgase mehr in diesen Sprays. Aus einem Druckbehälter wird die jeweils angegebene Wirkstoffmenge herausgepresst und fein vernebelt. Dies sollte gleichzeitig mit der Einatmung geschehen. Ausnahme sind neue Geräte, welche die Wirkstoffmenge erst dann automatisch freigeben, wenn die Einatmung wirklich begonnen hat. Bei richtiger Erläuterung der Anwendung durch den Arzt bzw. sein Behandlungsteam sind die Inhalationsergebnisse gut. Auch hier heißt es wieder: Nach dem Einatmen die Luft für einige Sekunden anhalten, damit sich der Wirkstoff auf die Schleimhaut setzen kann, sonst wird er wieder ausgeatmet.

Die Dosier-Aerosole können bei älteren Betroffenen das Mittel der Wahl sein. Allerdings entweder nur in der selbstauslösenden Form oder in Verbindung mit sog. Spacern. Diese Vorschaltkammern werden zwischen Behälter und das Mundstück gesteckt. Im Spacer vernebelt das Medikament und kann so leichter eingeatmet werden.

Das Spray wird ausgelöst, der feine Nebel gelangt in das Mundstück und jetzt kann die Einatmung kurz danach unabhängig vom Auslösen erfolgen. Der Wirkstoff strömt mit der Einatemluft durch das Mundstück hinein in die Bronchien. Geht es lediglich um eine Erleichterung bei der Inhalation, dann reichen kleinere Mundstücke mit weniger Volumen oft völlig aus. Werden allerdings entzündungshemmende Substanzen inhaliert, hier vor allem Glukokortikoide, sollte grundsätzlich ein großvolumiges Mundstück (ab etwa 300 ml Fassungsvermögen) verwendet werden.

DIE NACHTEILE

Manchen Betroffenen bereitet die Gleichzeitigkeit von Einatmung und dem Auslösen des Dosiersprays immense Probleme. Abhilfe schaffen hier Spacer oder selbstauslösende Dosiersprays. Erstere tragen dazu bei, den Wirkstoff in die Bronchien zu bringen und den oft unangenehmen Kältereiz durch das Treib-

ANWENDUNGSINFO

DOSIERSPRAYS DOSIER- AEROSOLE

gas zu vermindern. Auch wenn der Einsatz dieser Inhalierhilfen stark rückläufig ist, haben sie für bestimmte Indikationen immer noch ihren festen Platz.

Und wie schon bei den Pulverinhalatoren heißt es insbesondere auch hier nach der Inhalation von Cortison: Den Mund gründlich ausspülen und einen Schluck Wasser nachtrinken.

Leider verfügen die meisten Dosiersprays mit ihren Druckbehältern über keine Anzeige, wann die Wirkstoffmenge zur Neige geht.

DER ÄRZTLICHE RAT

Die Reinigung von Mundstück und Druckflasche sollte nur mit warmem Wasser erfolgen. Das reicht schon. Versuchen Sie bitte nicht, mögliche Verkrustungen durch Abkratzen zu entfernen – insbesondere nicht an der Druckflasche. Geben Sie dem warmen Wasser

etwas Zeit einzuwirken, um Wirkstoffreste zu lösen, und trocknen Sie danach alles – jedoch keine inneren Teile – gut ab.

Achtung „Sonnenfans": Die Druckflasche sollte nicht über 50 °C. erhitzt werden. Vorsicht also bei direkter Sonneneinstrahlung oder im heißen, abgestellten Auto.

Die Spacer passen oft nur auf das jeweilige Hersteller-System. Wenn Ihr Arzt also ein neues Medikament aufschreibt, sollten Sie ihn ggf. auch nach einem neuen Spacer dazu fragen.

Wenn Sie wissen möchten, wie viel Wirkstoff noch in Ihrem Inhalator steckt und Ihr System über keine entsprechende Anzeige verfügt, nehmen Sie die Druckflasche (ohne Mundstück) und legen Sie diese in eine Schale mit Wasser. Wie viel noch drin ist, erkennen Sie daran, wie es um die „Schwimmkünste" bestellt ist …

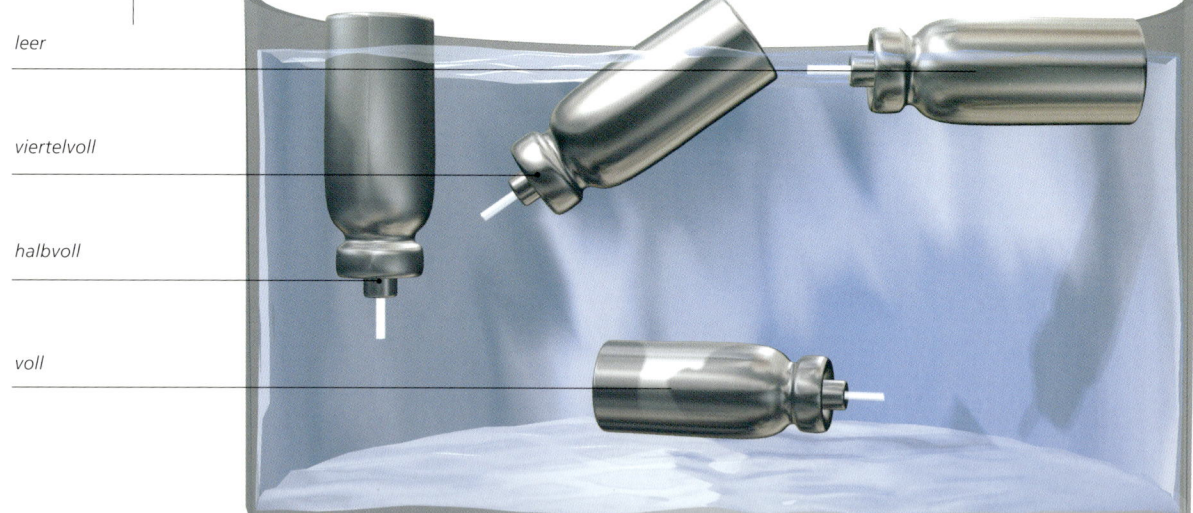

leer

viertelvoll

halbvoll

voll

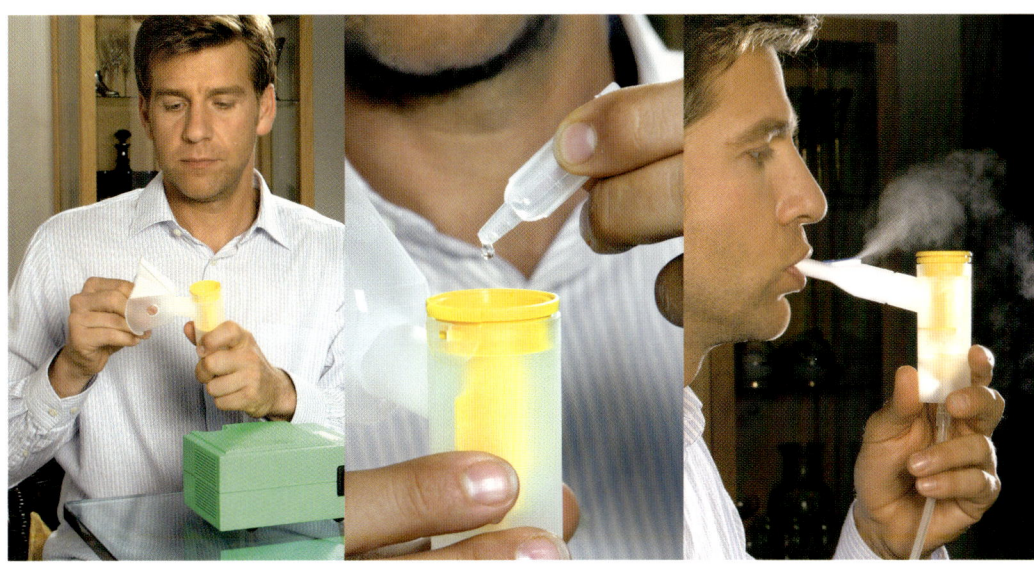

DÜSENVERNEBLER

DIE
VORTEILE

Diese Inhalatoren sind hervorragend dazu geeignet, auch ältere Menschen mit den für sie notwendigen Wirkstoffen direkt an den Bronchien zu versorgen. Dazu wird eine bestimmte Wirkstoffmenge mit etwas Kochsalzlösung vermischt und in das Düsensystem gegeben. Eine Luftpumpe baut Druck auf, der die Flüssigkeit zerstäubt. Diese lässt sich dann über ein Mundstück leicht einatmen. Die größere eingeatmete Flüssigkeitsmenge kann über die reine Medikamentenwirkung hinaus auch mithelfen, den Schleim zu verflüssigen. Auch hier sollten Anwendung und Reinigung wieder mit dem Arzt, dem Behandlungsteam oder auch dem Apotheker besprochen wer-

den. Die Maske und das Düsenteil gilt es nach jeder Inhalation zu reinigen.

DIE NACHTEILE

Die Geräte sind recht sperrig und schwer. Auch führt die Dauer der Inhalation (bis zu zehn Minuten, je nach Flüssigkeitsmenge) oft zu einer gewissen Unzufriedenheit und Missstimmung bei den Patienten.

DER ÄRZTLICHE RAT

Jede Inhalation sollte zum Tagesablauf dazugehören. Gerade bei stark eingeschränkter Lungenfunktion ist eine kontinuierliche Medikamentengabe besonders wichtig. Nehmen Sie sich die 10 bis 15 Minuten für sich. Ruhen Sie sich etwas vom Trubel und von der Alltagshektik aus und betreiben Sie einfach einmal täglich Ihre „Lungensprechstunde".

**DÜSEN-
VERNEBLER**

ANWENDUNGSINFO

ULTRASCHALL-VERNEBLER

DIE VORTEILE

Diese Geräte eignen sich dazu, eine intensive Inhalation auch mit großen Flüssigkeitsmengen sicherzustellen. Sie kommen vor allem bei einer notwendigen Schleimlösung zum Einsatz und enthalten in der Regel Kochsalzlösungen. Auch eine ständige Anfeuchtung der Atemluft ist möglich, beispielsweise indem sie neben dem Bett aufgestellt werden und so die Einatemluft mit Feuchtigkeit anreichern.

DIE NACHTEILE

Die Geräte sind sperrig, insbesondere die Hygiene ist aufwändig. Ihr Einsatz sollte genau bedacht werden und ist in der Regel für solche Patienten sinnvoll, die bettlägerig sind oder bei denen auf andere Weise keine Nachtruhe erzielt werden kann.

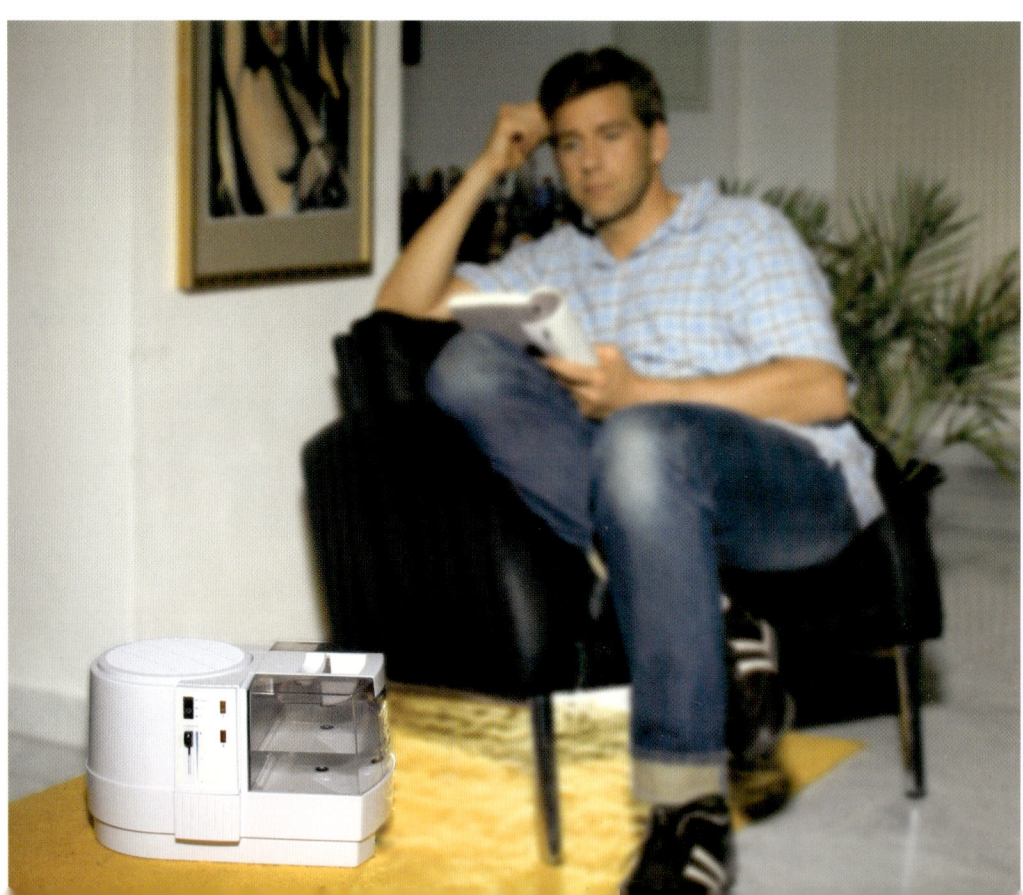

Mittlere COPD

Es treten vermehrt Husten, Auswurf und Atemnot bei leichter körperlicher Belastung auf.

In diesem Stadium reicht eine alleinige Behandlung der Beschwerden mit den bereits beschriebenen kurz wirksamen Beta-2-Sympathomimetika oder Anticholinergika im Bedarfsfall nicht mehr aus. Das häufige Auftreten der Symptome zeigt, dass schon kleine „Anlässe" ausreichen, um eine Luftnot hervorzurufen. Genau dagegen gilt es vorzugehen. Auf was es jetzt also zusätzlich ankommt, ist, gegen die Verengung der Atemwege ständig etwas zu unternehmen, damit Sie Ihren Alltag ohne große Einschränkungen meistern können.

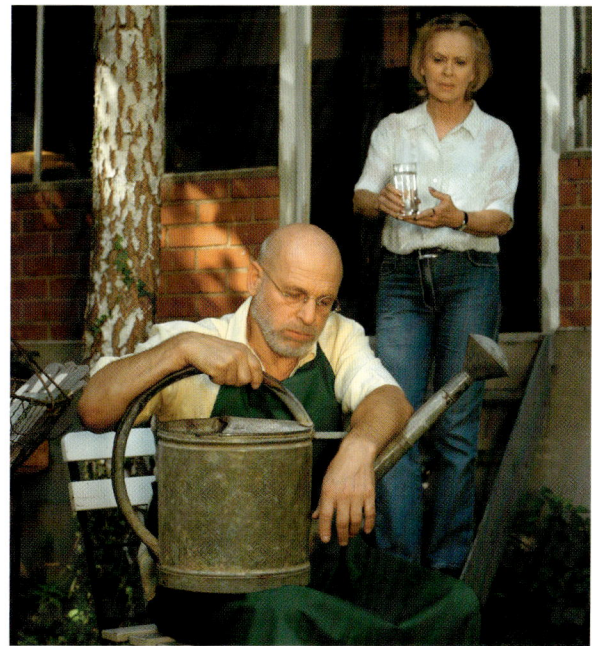

Damit verfolgt die medikamentöse Behandlung zwei Ziele:

- Regelmäßige Erweiterung der verengten Bronchien durch die Inhalation lang wirksamer bronchienerweiternder Substanzen, wie Beta-2-Sympathomimetika und Anticholinergika (siehe Info auf S. 36).

- Vorbeugung erneuter Atemnot, indem gegen die in den Bronchien wütende Dauerentzündung medikamentös vorgegangen wird. Dies erreicht man in erster Linie durch inhalierbare Glukokortikoide (siehe S. 48).

Aber auch andere Substanzen wie Theophyllin (Info auf S. 47) können mit Erfolg bei diesem Schweregrad eingesetzt werden.

Um schnell zu mehr Luft zu kommen, gilt das Gleiche wie bei einer leichten COPD: Bei Bedarf sollte ein kurz wirksames Beta-2-Sympathomimetikum, ein Anticholinergikum oder ein Kombinationspräparat zum Einsatz kommen. Ansonsten treffen die gleichen Empfehlungen und Tipps zu. Die Vorteile, die Sie aus einer konsequenten Anwendung der Präparate ziehen, können Ihren Alltag spürbar erleichtern:

- die Bronchien reagieren weniger empfindlich auf Kälte oder andere Reize,

- es treten weniger und nicht so massive Atembeschwerden auf,

- die Leistungs- und Belastungsfähigkeit nimmt zu,

- Tätigkeiten werden wieder möglich, die vorher undenkbar waren.

MEDIKAMENTENINFO

XANTHINE

XANTHINE (BSPW. THEOPHYLLIN)

Schon sehr lange ist der bronchialerweiternde Effekt dieser Substanzen bekannt. Die Wirkung ist gut, doch die Grenze zwischen gewünschten und unerwünschten Effekten ist oft sehr schmal, so dass die Dosierung immer individuell gefunden werden muss. Deshalb kommen die Xanthine erst in der zweiten Reihe zur Anwendung. Der Wirkspiegel kann bei diesen Medikamenten im Blut gemessen werden: Ein Wert im unteren therapeutischen Bereich sichert die Effizienz und reduziert unerwünschte Nebenwirkungen.

DIE WIRKUNGEN

Sobald die Xanthine im Blut angekommen sind, verteilen sie sich schnell im gesamten Körpergewebe (Ausnahme Fettgewebe) und unterdrücken die Freisetzung von entzündungsauslösenden Stoffen. Neben dieser Eigenschaft wirken Xanthine auch leicht bronchienerweiternd. Zwar nicht so stark wie die bereits genannten Dosiersprays mit Beta-2-Sympathomimetika, aber dafür berichten viele Anwender über eine subjektive Verbesserung der Beschwerden bei gleichzeitiger Gabe von Beta-2-Sympathomimetika und/oder Anticholinergika mit Xanthinen.

Xanthine wirken außerdem entspannend auf die Bronchialmuskulatur, aktivieren die Zwerchfellbewegung, was wiederum die Atmung unterstützt, und helfen den Bronchien bei ihrer Selbstreinigung. Ein weiterer Vorteil ist ihre schon erwähnte Geschwindigkeit. Meistens bekommen die Betroffenen bereits nach wenigen Minuten wieder besser Luft. Die Xanthine gehören deshalb gerade bei mittelschwerer und schwerer COPD zur Klaviatur der Notfallmedikamente unbedingt dazu.

Doch wo viel Licht ist, da braucht man auf den Schatten nicht lange zu warten. Wird die erforderliche Dosis auch nur geringfügig überschritten, treten vermehrt unerwünschte Wirkungen auf. Mehr noch: Auch der Abbau der Xanthine im Blut unterliegt vielen unterschiedlichen Faktoren, die eine exakte Dosierung zusätzlich erschweren. Vergleichbar ist dies mit Kaffee und der Wirkung des Koffeins, das chemisch sehr ähnlich ist.

DIE NEBENWIRKUNGEN

Bei individuell zu hoher Dosierung kommt es zu Unruhezuständen, Nervosität, Schlaflosigkeit, Zittern, einem beschleunigten oder unregelmäßigen Herzschlag. Deutlich zu hohe Wirkstoffmengen können sogar lebensgefährlich werden. Es kommt daher entscheidend darauf an, den optimalen Substanzspiegel im Blut zu erreichen; hier kann ein langsames Steigern der Dosis sehr hilfreich sein. Eine der bereits erwähnten Ursachen liegt darin, dass jeder Organismus die Xanthine unterschiedlich schnell abbaut. Bei ansonsten gesunden Betroffenen dauert es beispielsweise sieben bis neun Stunden, bis die Hälfte der im Blut kreisenden Substanz verschwunden ist. Kommen Erkrankungen hinzu, wie eine Herzschwäche, sind es bis zu 24 Stunden. Bei Rauchern genügen vier bis fünf Stunden, bevor 50 % des Medikaments den Körper verlassen haben.

DIE ANWENDUNG

Die Dosierung sollte individuell und „einschleichend" ermittelt werden. Konkret heißt das: Die Wirkstoffmenge wird langsam gesteigert und per Blutabnahme der Substanzspiegel im Körper ermittelt. Optimal ist eine Verteilung der Dosis auf zwei Einzelgaben. Die Einnahme erfolgt über den Mund als lang wirkende Retard-Tablette oder -Kapsel.

So kann ein konstanter Spiegel über den ganzen Tag gehalten werden. Im Notfall wird der Wirkstoff flüssig, in Tropfenform oder als Brausetablette, bzw. durch den Arzt als Spritze verabreicht, um eine möglichst schnelle Linderung der Atemnot zu erzielen.

DIE BEURTEILUNG

Die Xanthine sind seit vielen Jahren bekannt, damit auch ihre Wirksamkeit und

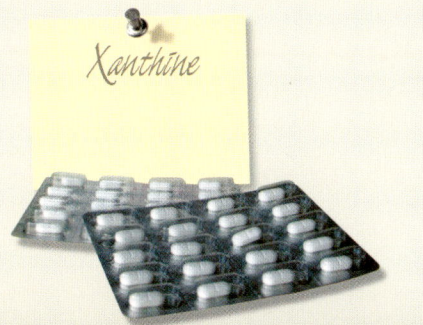

Nebenwirkungen sehr gut dokumentiert. Wenn der Einsatz ergänzend zu den inhalativen Medikamenten notwendig wird, ist die enge und vertrauensvolle Zusammenarbeit zwischen Arzt und Patient unerlässlich.

Die Betroffenen müssen außerdem gebeten werden, sich bei auftretenden Nebenwirkungen direkt mit dem Arzt in Verbindung zu setzen. Kurzum: Eine – bei richtiger Anwendung – erfolgversprechende Therapie, die aber der ständigen Aufmerksamkeit bedarf und bei herzkranken Patienten zurückhaltend eingesetzt werden sollte. Angst braucht aber kein Patient zu haben, wenn ihm Xanthine verordnet werden.

DER ÄRZTLICHE RAT

Wenn es um den Einsatz der Xanthine geht, sollten die Betroffenen offen über aktuelle Beschwerden bzw. zurückliegende Erkrankungen mit dem Arzt sprechen können und wollen. Neben Herzerkrankungen (bspw. Herzrhythmusstörungen) können auch Bluthochdruck, Schilddrüsenfunktionsstörungen, Magen- und Zwölffingerdarmgeschwüre oder Leberkrankheiten den Einsatz dieser Substanzgruppe einschränken. Im Falle eines erst kürzlich erlittenen Herzinfarktes muss auf Xanthine verzichtet werden. Der Arzt wird sie dann ggf. für einige Monate aussetzen. In diesem Fall sind jedoch auch Sympathomimetika sehr vorsichtig zu dosieren!

Tipp: Einschlafstörungen durch Xanthine können oft vermieden werden, wenn das Medikament erst unmittelbar vor dem Zu-Bett-Gehen genommen wird; die volle Wirksamkeit tritt dann erst ein, wenn der Tiefschlaf

MEDIKAMENTENINFO

XANTHINE

TOPISCHE
GLUKOKOR
-TIKOIDE

erreicht ist. Sollte es immer noch zu Schlafstörungen kommen, muss die Dosis reduziert werden.

TOPISCHE GLUKOKORTIKOIDE (AUCH GENANNT: STEROIDE, CORTISON-DERIVATE, CORTISON-VERWANDTE SUBSTANZEN ETC.)

Viele Leser werden sich diesem Abschnitt zuwenden, weil sie vor allem von den negativen Vorurteilen über diese Substanzen gehört und nun vielleicht Angst, zumindest aber Bedenken vor deren Anwendung haben.

Schon allein der Name „Cortison" reicht bei den meisten Betroffenen aus, um ihnen einen kalten Schauer den Rücken herunterhuschen zu lassen. Doch (inzwischen) falsche Vorurteile werden auch dann nicht richtiger, wenn man sie ständig wiederholt. Zum Glück!

Auf den Punkt: Die inhalierbaren, topischen (d. h., sie wirken vor allem an „Ort und Stelle" und entfalten keine oder nur sehr wenige Nebenwirkungen an anderen Organen) Glukokortikoide sind heutzutage (!) als sehr sichere Therapeutika zu bezeichnen und packen die Beschwerden an ihrer Wurzel: Sie lindern die Dauerentzündung in den Bronchien und wirken fast nicht im restlichen Körper. Besonders beim Asthma helfen sie hervorragend und werden schon Kindern verordnet, was oft zu völliger Beschwerdefreiheit führt. Auch bei einer schwergradigen COPD können sie zur Linderung der Beschwerden, Verbesserung der Lungenleistung

und Reduktion von Verschlechterungen beitragen.

Nebenwirkungen treten nur dann auf, wenn diese Medikamente als Tablette, Infusion, Zäpfchen oder Spritze in höheren Dosierungen und über längere (!) Zeit eingenommen werden müssen. Diese sog. systemischen Cortisone entfalten ihre Wirkung und somit auch die Nebenwirkungen nicht nur in den Bronchien, sondern im ganzen Körper. Eine solche dauerhafte systemische Therapie sollte deshalb, wenn möglich, vermieden werden. Am besten kann dies ein Spezialist für Lungenerkrankungen (Pneumologe) beurteilen, der vor der erstmaligen Langzeitbehandlung mit diesen Medikamenten immer einbezogen werden sollte. Ein kurzfristiger Einsatz bei einer akuten Verschlechterung oder im Notfall (akute Atemnot) ist jedoch nicht nur nahezu nebenwirkungsfrei, sondern manchmal auch lebensrettend.

DIE WIRKUNGEN

Die Wirkung der topischen Glukokortikoide ist vor allem auf den Ort ihres Auftreffens im Bronchialsystem beschränkt. Sie schaffen es dort, die Dauerentzündung abzuschwächen und die Bronchien unempfindlich(er) zu machen. Ganz nebenbei können diese Wirkstoffe auch die Ansprechbarkeit für bronchienerweiternde Medikamente verbessern und so die Wirkung der Beta-2-Sympatomimetika verstärken.

Die topischen Glukokortikoide können keine Akutbeschwerden (bspw. Atemnot) lindern, sondern sind ausschließlich zur Vorbeugung geeignet. Sie wirken leider nur bei ei-

Topische Glukokortikoide

nem Teil der Patienten mit COPD, fast immer jedoch, wenn ein Asthma hinzukommt. Deshalb sollten diese Medikamente bei Patienten ohne asthmatische Komponente immer zuerst in einem Behandlungsversuch über drei Monate gegeben werden. Noch einmal sei betont: Eine „Heilung" der COPD ist nicht möglich, selbst dann nicht, wenn sich die Beschwerden deutlich bessern.

Die Dosierung hängt vom Entzündungsgrad der Bronchien ab und sollte während der Dauerbehandlung regelmäßig (anfangs häufiger, dann alle sechs bis zwölf Monate) ärztlich kontrolliert werden. Das Ziel ist es immer, so wenig Wirkstoff wie möglich einzusetzen.

DIE NEBENWIRKUNGEN

Erst einmal: Wer den Beipackzettel dieser Substanzen liest, möchte die Medikamente mit Sicherheit sofort in den Mülleimer werfen! Es macht wohl jeden Betroffenen unruhig, wenn man sich durch die aufgelisteten, „unerwünschten Wirkungen" hindurchkämpft. Dann sind sie wieder da, die Fragen: Muss das wirklich alles sein? Muss ich das wirklich alles wissen? Stimmt es nicht vielleicht doch? Ist mein Husten so schlimm, dass ich ein solches „Teufelszeug" nehmen muss? Muss ich Angst haben vor einem aufgedunsenen Gesicht? Stimmt es, dass ich mit Knochenschwund und Muskelschwäche rechnen muss? Dies alles betrifft die Tabletten, nicht das inhalative Cortison.

Was vor allem helfen kann, ist der Blick auf die Fakten: All diese Daten stammen aus Studien, die zur Zulassung eines Medikamentes notwendig sind. Der Nachteil: Jede Abwei-

chung von derjenigen Gruppe, die nur das Placebo bekommen hat, muss aufgeführt werden. Selbst dann, wenn diese Effekte extrem selten sind oder nicht unbedingt auf die (Neben-)Wirkung der Substanz zurückgeführt werden können. Sogar die Beipackzettel geläufiger Schmerzmittel, wie Acetylsalicylsäure oder Paracetamol, die jeden Tag millionenfach genommen werden, erwecken den Eindruck, dass die Einnahme einer Tablette ein erhebliches Gesundheitsrisiko darstellt. Was trifft aber nun zu?

Inhalatives Cortison ist viel niedriger dosiert als Tabletten-Cortison. Die einzigen nennenswerten Nebenwirkungen der inhalativen Einnahme beschränken sich auf diejenigen Regionen, in denen die Medikamente direkt ankommen – also den Mund- und Rachenraum. Der Grund: Sie entfalten auch dort ihre Wirkung, stören die an diesen Stellen sonst reibungslos funktionierende Immunabwehr des Körpers. Und das ist nicht gut. Das fein ausbalancierte Abwehrspiel gerät aus den Fugen. Die Folgen können eine Heiserkeit der Stimme oder auch Reizerscheinungen im Rachen sein.

Besonders unangenehm: ein Pilzbefall im Mund. Den meisten dieser unerwünschten Effekte kann durch das Ausspülen des Mund- und Rachenraumes bzw. gründliches Zähneputzen nach der Anwendung sehr gut vorgebeugt werden. Und wenn es wirklich einmal zu einer Pilzinfektion (Soor) gekommen ist, helfen Lutschtabletten. Die Inhalationstherapie kann dabei weitergeführt oder einige Tage unterbrochen werden. Die Heiserkeit wird verur-

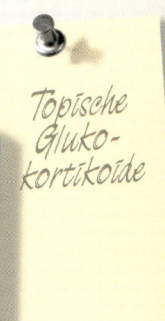

Topische Gluko-kortikoide

MEDIKAMENTENINFO

TOPISCHE GLUKOKOR-TIKOIDE

sacht durch eine leichte Muskelschwäche der Stimmbänder, an denen das Cortison beim Inhalieren vorbeiströmt. Durch Wechsel des Inhalationssystems oder des Präparats, evtl. eine Dosisreduktion, ist dieses Stimmproblem fast immer zu vermeiden.

Bitte haben Sie daher den Mut, den Arzt nach möglichen Nebenwirkungen zu fragen – besonders dann, wenn die Medikamente hoch dosiert werden müssen – und lassen Sie sich unbedingt den Nutzen für sich erläutern. Nur so werden Sie diese Dauertherapie annehmen können. Vielleicht hilft Ihnen auch der erneute Hinweis, dass die topischen Glukokortikoide seit Jahren millionenfach bewährt sind.

DIE ANWENDUNG

Die richtige Anwendung der inhalierbaren Substanzen ist von entscheidender Bedeutung und sollte am Anfang gemeinsam mit dem Arzt bzw. mit dem Behandlungsteam geübt werden. Praxis geht vor Theorie! Besonders leicht funktioniert es mit einem Pulverinhalator oder einem speziellen Dosiervernebler, die beide kein klobiges Mundstück benötigen. Wird auf ein klassisches Dosierspray zurückgegriffen, sollte ein großvolumiges Mundstück aufgesetzt werden, um sicherzustellen, dass die Substanz auch an den „Ort des Geschehens" gelangt. Ist ein Atemventil vorhanden, kann bequem in das Mundstück ein- und ausgeatmet werden. Achtung: Die Mundstücke passen in der Regel nur zu den Produkten der gleichen Firma. Wird einfach „nur so" gesprüht, landet das meiste im Rachen – und dort ist es wirkungslos. Bei älteren Menschen

ist die Anwendung bspw. über einen Düsenvernebler zu empfehlen.

DIE BEURTEILUNG

Auch wenn die topischen Glukokortikoide als sehr sicher gelten, müssen sie mit Bedacht eingesetzt werden und auch nur so lange, wie es wirklich nötig ist. Lediglich bei sehr hohen Dosierungen über längere Zeit, steigt das Risiko von Nebenwirkungen, die außerhalb des Mund-Rachen-Raums bzw. der Atemwege auftreten können.

Bessern sich die Beschwerden deutlich und steigt damit auch die Lungenleistung, wird

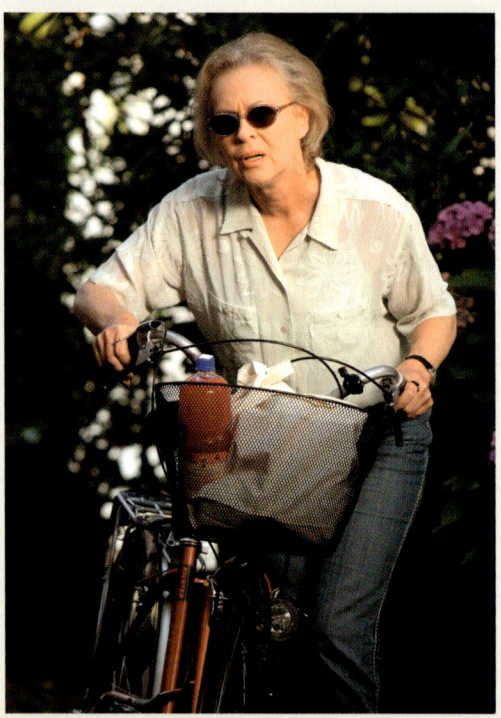

TOPISCHE GLUKOKORTIKOIDE

der Arzt versuchen, die Medikamentengabe zu reduzieren, um festzustellen, wie wenig Glukokortikoid-Wirkstoff bei Ihnen ausreicht, um trotzdem noch eine spürbare Verbesserung der Lungenfunktion zu erreichen.

Das Ziel ist, wie schon erwähnt, so wenige Medikamente wie möglich zu geben, aber so viele wie nötig. Dieses Herausfinden der richtigen Dosis für Sie setzt ein vertrauensvolles Verhältnis zwischen Ihnen und Ihrem Arzt voraus. Die Suche nach der richtigen, ja optimalen Dosierung hat also eine Menge mit ärztlicher Kunst und nichts mit „Stochern im Nebel" zu tun und ist ein Zeichen dafür, dass Ihr Arzt das Beste für Sie erreichen möchte.

DER ÄRZTLICHE RAT

Das Wichtigste bei dieser Therapie ist Ihr Vertrauen in die Entscheidung Ihres Arztes, denn ohne Sie geht nichts! Wenn Sie nicht von der Notwendigkeit der Therapie überzeugt sind, wird sie fehlschlagen. Umso wichtiger ist es daher, bei dieser Dauertherapie, wenn sie bei Ihnen anschlägt, ganz auf „Nummer Sicher" zu gehen. Bei richtigem Einsatz wird es sich für Sie auszahlen. Denn vor allem die Häufigkeit einer plötzlichen Verschlechterung der COPD (sog. Exazerbationen), zum Beispiel während einer banalen Erkältung, kann nach der Verwendung von Glukokortikoiden abnehmen. Diese Substanzen machen also auch Sinn, wenn der Effekt auf die tatsächliche Lungenleistung in der Dauerbehandlung bei Ihnen nicht so ausgeprägt sein sollte.

Versuchen wir also, ein Fazit zu ziehen: Vertrauen Sie Ihrem Arzt und fordern Sie zu-

gleich so viele Erklärungen zu der anstehenden Therapie, bis Sie sich überzeugt haben, dass es der beste Weg für Sie ist. Gerade auch dann, wenn eine hohe Dosierung nicht zu umgehen ist. Beobachten Sie sich selbst und versuchen Sie, die Wirksamkeit oder auch die Unwirksamkeit der Medikation an sich selbst auf eine objektive Basis zu stellen. Besprechen Sie evtl. mit Ihrem Arzt einen Auslassversuch.

Bei einer erfolgreichen Therapie: Bitte haben Sie auch keine Angst vor einer langfristigen Anwendung der topischen Glukokortikoide. Sicherlich werden Sie sich fragen, ob eine weitere Behandlung notwendig ist, wenn die Beschwerden nachgelassen haben. Die Antwort ist fast immer ein klares Ja. Dass die Zahl der akuten Atemnotzustände und der plötzlichen Verschlechterungen der COPD abgenommen hat, ist der beste Beweis, dass die Medikamente wirken. Versagen Sie sich diesen Schutz nicht. Sollten Sie trotzdem unsicher sein, sprechen Sie erneut mit Ihrem Arzt darüber.

Was mache ich, wenn ich einmal vergessen habe, mein Spray zu nehmen?

Dies betrifft vor allem die Dauertherapie: Es bringt leider wenig, versäumte Einnahmen einfach zusammengefasst „nachzusprayen". Im Gegenteil sogar. Wenn Sie um ein oder zwei Stunden einen Hub vergessen haben, können Sie ohne Bedenken die fehlende Menge einnehmen – bitte aber nicht mehr.

Auf den Punkt: Keinesfalls aber sollten Sie mehrere Medikamentengaben nachholen!

Versuchen Sie die vorgesehenen Intervalle einzuhalten, indem Sie z. B. die Einnahme mit einem kleinen Ritual (bspw. das Dosierspray im Zahnputzbecher) verbinden. Sollte es öfter vorkommen, dass Sie Ihr Dauermedikament vergessen, sprechen Sie mit Ihrem Arzt über Tipps und Tricks, wie die Einnahmeregelmäßigkeit für Sie einfacher gestaltet werden kann.

Schwere COPD

Spätestens jetzt lassen sich die Schwere der Symptome und die damit verbundenen Beeinträchtigungen des Lebens nicht mehr herunterspielen. Der quälende, oft laute, morgendliche Husten mit Auswurf, die beängstigende Atemnot und auch die Atemgeräusche wie Pfeifen und Brummen auf den Bronchien gehören nun täglich zum Leben untrennbar dazu. Auch viele Nächte werden zur Tortur. Die Beschwerden lassen die Betroffenen keine Ruhe finden. Unbehandelt ist Schlafen oft nur noch im Sitzen möglich.

Auch die Untersuchungsergebnisse untermauern dies: Die absolute Einsekundenkapazität ist auf unter 30 % des Sollwertes abgefallen.

Die Betroffenen merken dies deutlich, da ihre Leistungsfähigkeit durch die reduzierte Lungenfunktion spürbar eingeschränkt ist. Nicht selten kommt auch noch eine Verdickung der Wände oder eine Erweiterung der rechten Herzkammer hinzu (Cor pulmonale). Das Herz ist mit der Lunge über einen so genannten „kleinen Kreislauf" verbunden. Die rechte Herzkammer pumpt sauerstoffarmes Blut in die Lunge. Durch die verminderte Leistungsfähigkeit der Lunge wird der Widerstand in diesem Herz-Lungen-Kreislauf erhöht. Die Folge ist dann eine Schädigung des rechten Herzens, das Cor pulmonale.

Die medikamentöse Therapie setzt auf die gleichen Bausteine und Zielsetzungen, die bereits bei mittelgradiger COPD zum Einsatz kommen:

- Lang wirkende Beta-2-Sympathomimetika und/oder Anticholinergika (Medikamenteninfo dazu auf S. 36) zur möglichst guten Erweiterung der Bronchien, in kurz wirkender Form bei Bedarf zur Reduktion der akuten Symptome.

- Wenn es bei Ihnen wirksam ist, kann der zusätzliche Einsatz von Theophyllin (Medikamenteninfo dazu auf S. 46) für „mehr Luft" sorgen.

- Bei Aussicht auf Linderung: topische oder wenn notwendig systemische Gabe von Glukokortikoiden.

Zusätzlich zur Gabe von bronchienerweiternden und entzündungshemmenden Medikamenten gibt es bei dieser schweren Form der COPD noch eine Möglichkeit, die permanente Atemnot zu lindern, wenn der Sauerstoffdruck im Blut unter eine gewisse Schwelle gefallen ist: die Sauerstofflangzeittherapie. Dies ist freilich ein großer Schritt, da ab diesem Zeitpunkt das Sauerstoffgerät zum ständigen Begleiter wird. Die Indikationsstellung und Anpassung erfordert Erfahrung, sie wird in der Regel in einem spezialisierten Krankenhaus oder auch durch den Lungenfacharzt durchgeführt. Besonders geeignete Krankenhäuser sind im DMP dabei eingebunden.

FORMEN DER SAUERSTOFFTHERAPIE

SAUERSTOFFLANGZEITTHERAPIE ÜBER EINEN SAUERSTOFF-KONZENTRATOR

Der Körper, insbesondere die empfindlichsten Organe Herz und Gehirn, benötigt ständig ausreichend Sauerstoff. Eine kontinuierliche Therapie dauert dementsprechend viele Stunden pro Tag. Sie sollte auch in der Nacht durchgeführt werden. Ein Vorteil ergibt sich erst bei einer Therapiedauer von wenigstens 16 Stunden täglich. Durch den höheren Anteil an Sauerstoff in der Atemluft fällt es den verbliebenen Lungenbläschen dabei deutlich leichter, das Blut in ausreichendem Maße mit diesem lebensnotwendigen Gas anzureichern. Über eine Nasensonde wird der Sauerstoff gleichmäßig zugeführt. Die Atemnot kann dadurch reduziert werden. Vor allem aber wird das Herz entlastet und das Gehirn mit genügend Sauerstoff versorgt. Müdigkeit und Konzentrationsstörungen verschwinden. Der

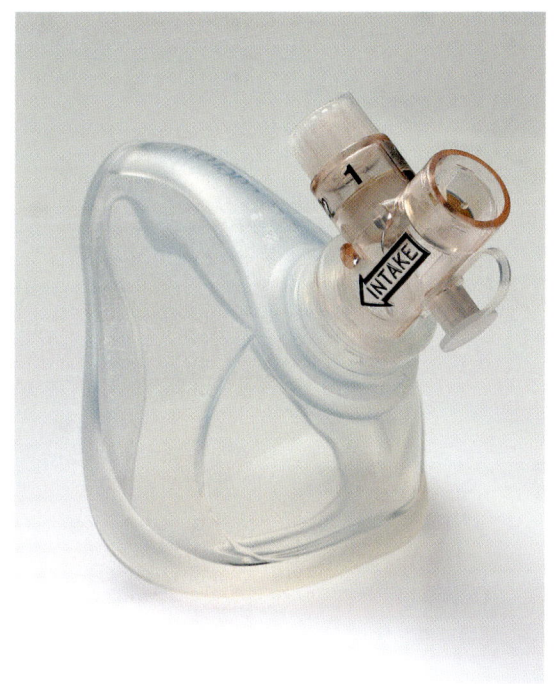

größte Vorteil aber: Es ist die einzige Therapie, für die bisher nachgewiesen wurde, dass sie das Leben verlängert.

Der Nachteil: Die Geräte sind unhandlich und werden in der Wohnung installiert. Das bedeutet, dass Betroffene jeden Tag viele Stunden regelrecht an ihr Sauerstoffgerät „gefesselt" sind, wobei längere Sauerstoffleitungen zumindest in der Wohnung einen gewissen Aktionsradius erlauben.

TRANSPORTABLER SAUERSTOFFBEHÄLTER

Für mobile Patienten eignet sich eine Sauerstofflangzeittherapie mit Flüssigsauerstoff. Aus einem Reservoir in der Wohnung wird ein

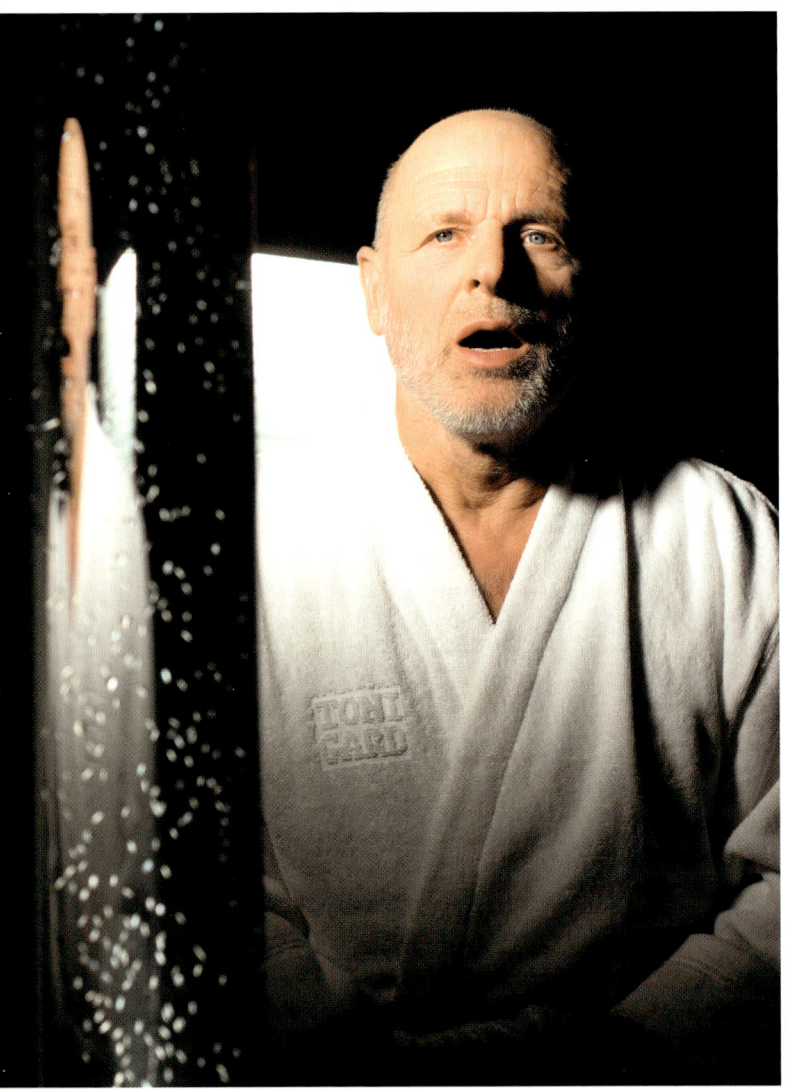

kleiner tragbarer Flüssigsauerstoffbehälter gefüllt, der auch einen stundenlangen Aufenthalt außerhalb der Wohnung ermöglicht. Dieser Behälter kann mit einem kleinen Wagen, vergleichbar mit einem Einkaufstrolley, transportiert werden, eine gute Alternative sind kleine spezielle Rucksäcke.

Nun zur Entwarnung: Ein Gefühl der Atemnot allein heißt noch lange nicht, dass eine Sauerstofftherapie nötig ist. Wie in diesem Kapitel ausführlich erwähnt, gibt es zahlreiche medikamentöse Möglichkeiten, um eine Atemnot in den Griff zu bekommen.

Vorsicht: Bei Rauchern gibt es eine erhöhte Brand- und Explosionsgefahr. Es ist schon vorgekommen, dass ein Feuerzeug oder eine Zigarette durch den Sauerstoff Brände verursacht haben. Raucher können deshalb keine Sauerstofflangzeittherapie bekommen!

LUNGEN-OP, MUSS DAS SEIN?

Eine Operation der Lunge kommt nur in sehr wenigen, schweren Fällen infrage, insbesondere dann, wenn eine große Emphysemblase auf die restliche Lunge drückt. Die operativen Möglichkeiten reichen bis hin zu einer Lungentransplantation – wobei entweder nur ein Lungenflügel oder aber auch die gesamte Lunge ausgetauscht werden kann. Doch nur in den seltensten Fällen kommt es überhaupt zu einer Organverpflanzung, da viel zu wenige Spenderorgane verfügbar sind.

Verschlechterung mit vermehrter Atemnot (Exazerbation)

Die Schleimhaut der Bronchien bildet eine natürliche Barriere gegenüber eindringenden Bakterien und Viren. Ist diese Abwehr durch die chronische Entzündung geschwächt, kann es viel leichter zu Infektionen der Atemwege kommen. Auch die Folgen einer solchen Infektion können schwerwiegender sein als bei einer normalen Erkältung und gesunden Atemwegen.

Folgende Tabelle gibt Ihnen einen Überblick, welche Symptome eine akute Verschlechterung, Ärzte sprechen von einer Exazerbation, ankündigen. Nehmen Ihre Beschwerden sehr schnell zu, sollten Sie zügig einen Arzt hinzuziehen.

BEHANDLUNG MIT CORTISON-TABLETTEN

Bei zunehmender Atemnot, häufig durch einen Infekt verursacht, sollte jeder Patient genau wissen, was zu tun ist. Suchen Sie Ihren Arzt auf, oder bei starker Atemnot rufen Sie Hilfe. Sollte Ihr Arzt aber nicht erreichbar sein, z. B. am Wochenende, müssen Sie selbst aktiv werden. Wie, können Sie in einer COPD-Schulung erlernen. In der Sprechstunde mit

---

SYMPTOME DER VERSCHLECHTERUNG

SYMPTOME, DIE AUF EINE AKUTE INFEKTION BEI EINER COPD HINWEISEN (ES MÜSSEN NICHT ALLE BESCHWERDEN GLEICHZEITIG AUFTRETEN):

- *Verstärkte Atemlosigkeit, auch in Ruhe*
- *Pfeifendes Geräusch beim Atmen*
- *Engegefühl in der Brust*
- *Verstärkter Husten mit übermäßigem Schleimauswurf*
- *Veränderung der Farbe des Schleims (siehe Tab. S. 57)*
- *Fieber*

HIER HANDELT ES SICH UM SYMPTOME, BEI DENEN UNVERZÜGLICH ÄRZTLICHE HILFE ANGEFORDERT WERDEN MUSS!

- *Starke Schläfrigkeit (sog. Somnolenz, schnelle ärztliche Hilfe notwendig)*
- *Verwirrtheit (deutet auf eine erhöhte Kohlendioxidkonzentration im Blut, schnelle ärztliche Hilfe notwendig)*

In Anlehnung an BDA-Manual COPD

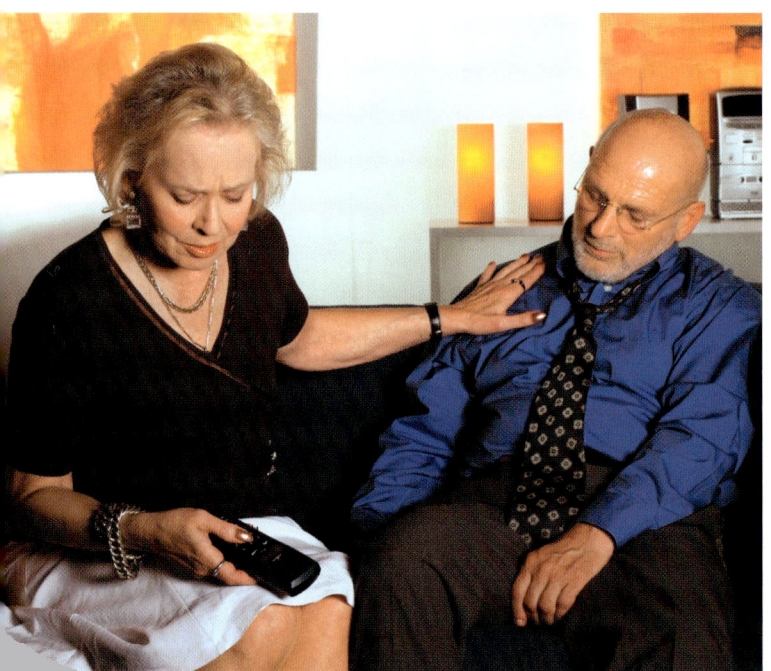

Ihrem Arzt sollten Sie auch einen Aktions- oder Notfallplan erhalten haben, der die wichtigsten Schritte noch einmal zusammenfasst. Wenn Sie mit Ihrem üblichen Bedarfsspray und den Atem-Selbsthilfetechniken wie der Lippenbremse die Zunahme der Beschwerden nicht stoppen können, sind Cortison-Tabletten das Mittel der Wahl. Sie reduzieren die Atemnot durch Abschwellen der entzündeten Schleimhaut, es wird weniger Schleim produziert, vor allem aber wirken die Sympathomimetika wieder schneller, die Bronchien weiten sich, der Schleim lässt sich besser abhusten. Möglich wird dies nur, wenn Sie Cortison-

Tabletten auch zu Hause für diesen Fall vorrätig haben, d. h. Ihr Hausarzt oder Lungenfacharzt muss sie Ihnen rechtzeitig verschrieben haben.

Je früher und konsequenter Sie einer drohenden Zunahme der Beschwerden entgegensteuern, umso besser wird Ihnen dies gelingen!

BEHANDLUNG MIT ANTIBIOTIKA

Der Begriff Antibiotika allein schreckt sicherlich viele Betroffene auf. Doch es gibt – neben allen Bedenken – überzeugende Gründe für den Einsatz dieser Medikamente. Die genaue Differenzierung, die Abwägung würde den Rahmen dieses Kapitels sprengen. Deswegen wird hier nur kurz auf den ergänzenden Einsatz von Antibiotika bei COPD eingegangen.

Sollten Ihre Fragen in diesem Absatz nicht ausreichend beantwortet werden, schildern Sie Ihrem behandelnden Arzt in einem ausführlichen Gespräch alle Bedenken.

Zuerst muss Ihr Arzt abklären, ob überhaupt Erreger von außen an der Verschlimmerung der COPD beteiligt sind. Hinweise gibt zum Beispiel der Auswurf. Bei einer bakteriellen Infektion verändert sich sein Aussehen hin zu einem grün-gelblichen Farbton.

Ihr Arzt kann anhand einer Laboruntersuchung des Auswurfs (sog. Sputum) herausfinden, um welche Erreger es sich handelt. In etwa der Hälfte der Fälle sind Viren für eine akute Infektion bei einer chronischen Bron-

DER AUSWURF – WANN SOLLTE ICH ZUM ARZT?

AUSWURF	INTERPRETATION
Stark und schwer abzuhusten	Hier kann über den Einsatz von Schleimlösern nachgedacht werden. Diese Substanzen (bspw. Acetylcystein, Ambroxol, Carbocistein, Cineol) verflüssigen den Schleim und erleichtern Ihnen das Abhusten. Da ihr Nutzen bei einer chronischen Bronchitis umstritten ist, sollten sie nur im Einzelfall vor allem bei häufigen Exazerbationen zur Anwendung kommen. Sprechen Sie mit Ihrem Arzt.
Verdoppelung des Auswurfs und Verfärbung nach grün-gelb	Dies ist ein Hinweis auf eine akute Atemwegsinfektion, zusätzlich zur dauerhaften Entzündung der Schleimhäute. Eine bakteriologische Untersuchung des Auswurfs kann Klarheit über die Erreger geben.
Atemnot ohne Auswurf	Dies kann ein Hinweis auf eine Lungenembolie, eine Erschöpfung der Atemmuskulatur oder eine vom Herzen ausgehende Ursache sein und sollte vom Arzt unbedingt genauer untersucht werden.
Auswurf mit rötlicher Verfärbung	Dies kann ein Hinweis auf Blut im Auswurf sein. Bitte suchen Sie umgehend einen Arzt auf! Es kann ein Hinweis auf eine Lungenembolie oder aber auch eine Lungenentzündung sein. Als Ursache kommen zudem eine Tuberkulose oder Lungenkrebs in Frage.

chitis (sog. Exazerbation) verantwortlich. Die andere Hälfte geht auf das Konto von bakteriellen Erregern. Häufig bereiten Viren schweren Bakterieninfektionen den Weg. Deshalb gilt: Verschlechtern sich die Beschwerden wie in oben stehender Tabelle dargestellt, sollte der Arzt aufgesucht werden.

Antibiotika wirken nur gegen Bakterien – und längst nicht alle gleichermaßen gut. Ihr Arzt wird deshalb zurückhaltend sein und nur dann auf diese Präparate zurückgreifen, wenn er sich einen konkreten Nutzen davon verspricht.

Gerade bei älteren Menschen, die unter einer Infektion durch Bakterien oder einem schlechten Allgemeinzustand leiden, sollte auf jeden Fall eine Therapie mit Antibiotika in Erwägung gezogen werden. Auch bei einer akuten Verschlechterung der chronischen Bronchitis ist eine kalkulierte Antibiotika-

Welche Auslöser können einen Notfall mit akuter Atemnot verursachen?

1. Durch eine Infektion mit Viren oder Bakterien wird die Atemarbeit erhöht und gleichzeitig die Funktion der Atemmuskulatur und des Zwerchfells eingeschränkt. Diese Beeinträchtigung genügt in schweren Fällen, um ein Atemversagen auszulösen.

2. Cor pulmonale – Erweiterung der rechten Herzkammer oder Verdickung ihrer Innenwände (siehe S. 52, 57) mit Rechtsherzschwäche, in der Folge kann auch eine Linksherzschwäche auftreten.

3. Auch neu aufgetretene Krankheiten führen zur Atemnot. Darunter gehören:

   – Luftansammlung im Bereich des Brustfells (Pneumothorax) durch eine Verletzung oder das Platzen von Emphysemblasen

   – Herzinfarkt

   – Verstopfung einer Lungenarterie durch einen Blutpfropf (Lungenembolie)

   – Bruch einer oder mehrerer Rippen oder Wirbel, z. B. nach einem Sturz

Quelle: BDA-Manual COPD, 2001

WAS IST IM NOTFALL ZU TUN?
TIPPS FÜR BETROFFENE UND ANGEHÖRIGE

BETROFFENE	ANGEHÖRIGE
Notarzt rufen!	*Notarzt rufen!*
Eine Atemnot ist immer eine gefährliche Situation. Auch wenn Sie den Eindruck haben, es würde alles wieder besser werden, und Sie eine zunehmende Schläfrigkeit spüren. Das ist das Kohlendioxid in Ihrem Blut.	*Lassen Sie sich nicht davon abbringen, wenn Sie den Eindruck haben, dass etwas ganz und gar nicht stimmt. Die zunehmende Schläfrigkeit ist ein schlechtes Zeichen. Hindern Sie Ihren Angehörigen am Einschlafen, bis der Arzt da ist.*
Nehmen Sie eine atemerleichternde Körperposition ein, atmen Sie mit der Lippenbremse.	*Setzen Sie Ihren Angehörigen hin und beruhigen Sie ihn durch Reden. Bringen Sie ihn in eine atemerleichternde Haltung (siehe S. 72–75): Verwenden Sie Kissen, die Sie ihm auf die Oberschenkel legen. Darauf können dann die Ellbogen abgestützt werden. Diese Haltung aktiviert die Atemhilfsmuskulatur. Ermuntern Sie den Patienten, konstant mit der Lippenbremse zu atmen.*
Der Arzt wird von Ihnen wissen wollen, welche Medikamente Sie regelmäßig einnehmen. Halten Sie also am besten alle Präparate oder eine Liste mit den Medikamentennamen griffbereit.	*Suchen Sie alle Medikamente zusammen, die Ihr Angehöriger regelmäßig einnimmt, um sie dem Arzt zeigen zu können. Vielleicht haben Sie auch eine entsprechende Liste griffbereit.*

therapie möglich. Das bedeutet, dass bis zum Nachweis der Erreger, z. B. im Auswurf, mit Breitbandantibiotika, das heißt mit guter Wirkung gegen eine Vielzahl möglicher bakterieller Erreger, behandelt wird. Auch hier sollte ein ausführliches Gespräch mit Ihrem Arzt offene Fragen und Unsicherheiten klären.

BEHANDLUNG IM KRANKENHAUS

Eine Behandlung im Krankenhaus kann bei einer akuten Verschlechterung der Beschwerden notwendig werden, um eine bestmögliche Versorgung zu gewährleisten. Doch reden wir es nicht schön: Kein Betroffener möchte gerne in die Klinik.

Doch es gibt auch hier einen Weg: In vielen Fällen kann eine Behandlung im Krankenhaus durch intensive Zusammenarbeit zwischen Ihnen und Ihrem Arzt vermieden werden. Nutzen Sie diese Chance. Verläuft eine COPD ohne große Komplikationen, ist ein Krankenhausaufenthalt nicht notwendig. Im Fall der Fälle zum Beispiel bei schweren Anfällen, bei Verschlechterungen, die trotz optimaler Therapie zu Hause fortschreiten, oder bei schweren Lungen-Infekten ist ein Krankenhausaufenthalt notwendig. Auch hier kann Ihr behandelnder Arzt eine wichtige Rolle spielen, indem er mit seinen Kollegen in der Klinik eng zusammenarbeitet. Wichtig ist, dass man nach einem Krankenhaus-Aufenthalt immer an eine Anschluss-Heilbehandlung denken sollte.

GERÜSTET FÜR DEN FALL DER FÄLLE

Einen Notfall genau festzustellen, ist bei einer COPD auch für den Arzt nicht immer einfach. Die Auslöser einer kritischen Situation sind häufig ein Versagen der Atemmuskulatur, Infekte (siehe S. 16, 69) oder eine akute Herzschwäche (Rechtsherzdekompensation), die durch eine verminderte Lungenleistung und damit eine erschwerte Durchblutung heraufbeschworen wird. Das Herz kann irgendwann schlichtweg nicht mehr.

Vor allem das Versagen der Atemmuskulatur ist Auslöser für viele COPD-Notfälle. Die Betroffenen spüren Enge und Atemnot. Die Bauch- und die Brustatmung wechseln sich völlig willkürlich ab. Die Lunge wird einerseits mit zu wenig Sauerstoff versorgt, andererseits

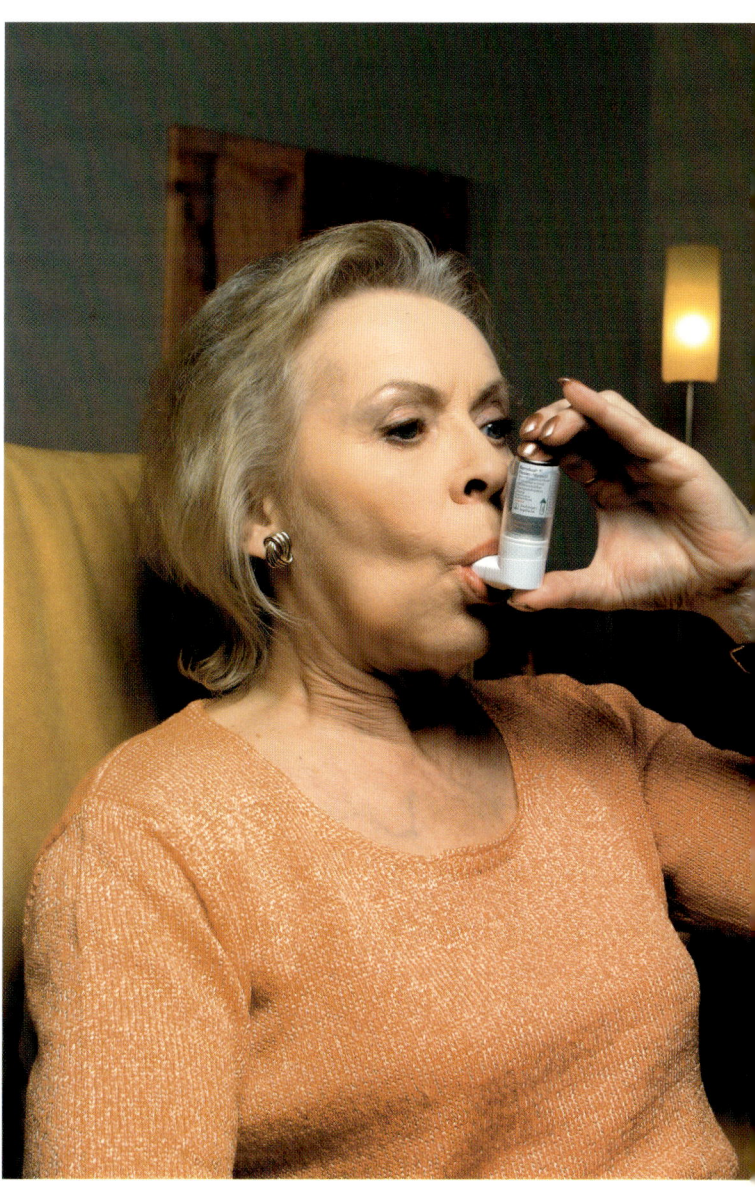

wird das angefallene Kohlendioxid nicht abtransportiert. Die Folge: Schläfrigkeit und ein „Umnebeltsein". Viele Betroffene berichten, dass sie ihre Umwelt nur noch unwirklich wahrnehmen – wie in einem Traum.

Diese Schläfrigkeit ist jedoch die wahre Gefahr, denn durch die beruhigende Wirkung des Kohlendioxids wiegen sich die Betroffenen in einer falschen Sicherheit. Dabei ist gerade jetzt schnelle Hilfe unbedingt notwendig und es ist alles andere als gut, wenn die Betroffenen einschlafen.

Bevor das Kohlendioxid seine benebelnde Wirkung entfaltet, können Angst, erhöhter Stress mit Schweißausbrüchen und zitternde Hände den Atem-Notfall ankündigen.

FAZIT

Die moderne Therapie der COPD ist viel besser als ihr Ruf. Die Beschwerden lassen sich mit sicheren Wirkstoffen, die speziell auf die Bronchien wirken (sog. Beta-2-Sympathomimetika und Anticholinergika), lindern. Das Fortschreiten der COPD kann in vielen Fällen deutlich verlangsamt werden. Voraussetzung ist jedoch, das Rauchen definitiv zu beenden.

Auch bei der Behandlung der Dauerentzündung in den Atemwegen hat sich etwas getan. Gerade der Einsatz der Cortison-verwandten Wirkstoffe (sog. topische Glukokortikoide bzw. Steroide) kann auch bei der COPD nützen und kommt über den Weg der Inhalation praktisch ohne Nebenwirkungen aus. Daneben können die Behandlung ohne Medikamente und die Physiotherapie Ihnen das Leben mit COPD erleichtern.

Auch die Sauerstofflangzeittherapie ist bei schwerer COPD ein wichtiger Baustein zur Verbesserung des Allgemeinzustandes. Neben vielen positiven Effekten durch die Sauerstofftherapie ist der wohl wichtigste, dass das Herz geschont und entlastet wird. Es ist die einzige Therapie, für die bisher nachgewiesen wurde, dass sie das Leben verlängert.

All dies sind für die Betroffenen sehr gute Nachrichten, die neue Perspektiven öffnen. Auf den Punkt: Durch eine optimale Therapie können die meisten Betroffenen ihren Alltag gut meistern und viele sogar ein unbeschwertes Leben führen. Medikamente sind die unverzichtbare Basis dafür. Doch es gehört noch viel mehr dazu, damit nicht die COPD Ihr Leben kontrolliert, sondern Sie Ihre COPD.

Was können Sie selbst tun?

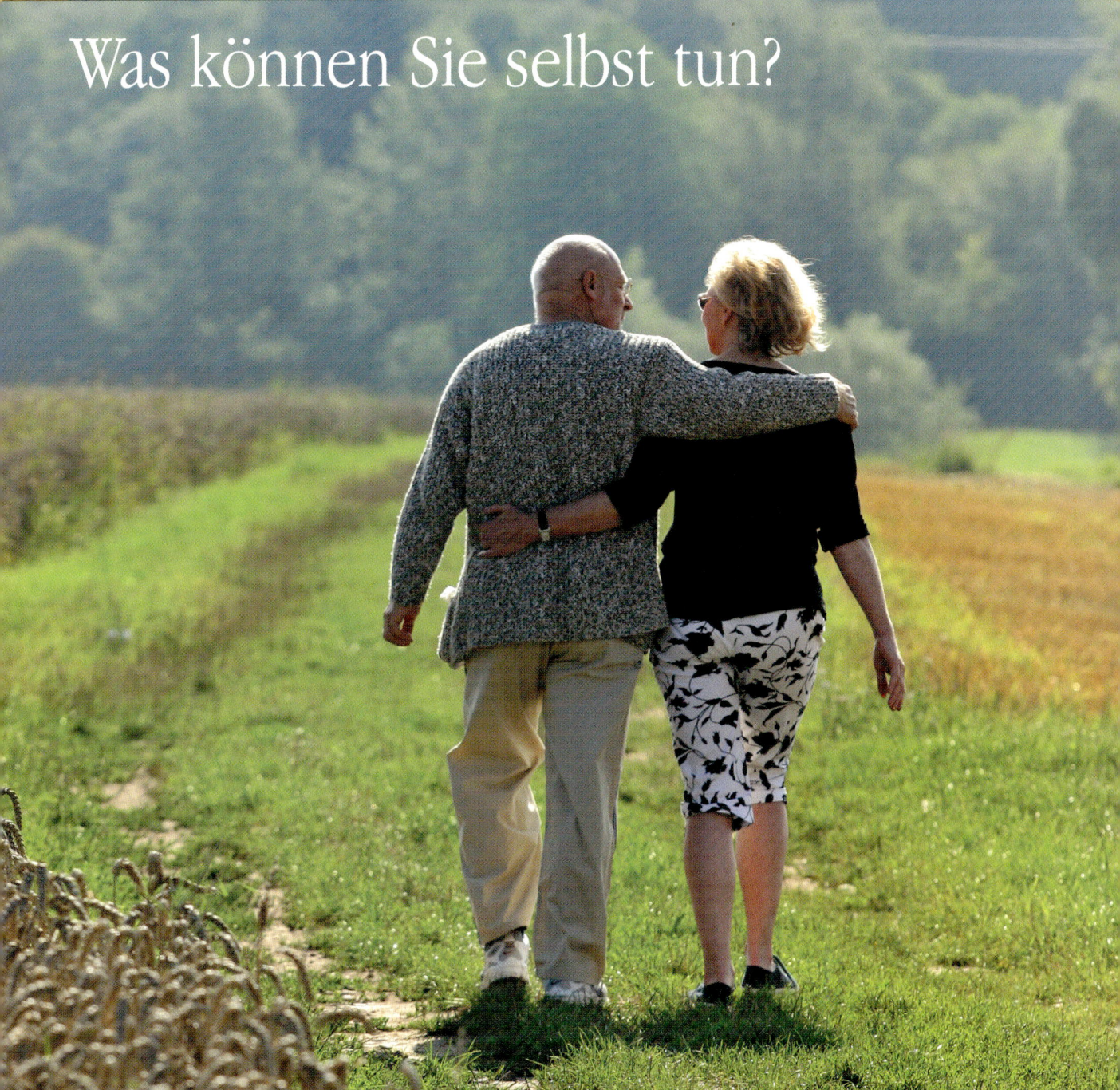

Experte in eigener Sache

Ihrem Arzt sind viele Möglichkeiten an die Hand gegeben, die er Ihnen anbieten kann. Allem voran die Medikamente, die heute immer mehr ohne die störenden Nebenwirkungen auskommen. Trotzdem: Der Schlüssel zum Erfolg in der Behandlung sind Sie selbst.

Sehen Sie es als Motivation: Wenn die Kräfte schwinden, weil die Luft fehlt, ist dies eine Herausforderung an Sie. Niemand erwartet von Ihnen, dass Sie Ihr komplettes Leben umstellen. Aber einige wichtige Punkte sollten sie wissen, damit Sie Ihren Teil dazu beitragen können, um Ihren Alltag wieder mit Lebensqualität zu füllen. Helfen Sie Ihren Bronchien!

Grundsätzlich gilt: Je besser Sie informiert sind, je mehr Sie über Ihren Körper, über die Krankheit und über Ihre Medikamente wissen, desto besser können Sie mit COPD leben.

Auf sechs Punkte kommt es dabei an:

- Bekannte Auslöser, vor allem das Rauchen, zu vermeiden
- Sport zu treiben
- So viele Informationen wie möglich zu sammeln (u. a. mit strukturierten Schulungsprogrammen), um Sicherheit im Umgang mit der Erkrankung zu gewinnen
- Die Behandlung mit Medikamenten, wenn nötig, kontinuierlich durchzuführen, um das Voranschreiten zu bremsen oder gar aufzuhalten und Notfälle zu vermeiden
- Achten Sie auf Ihre Symptome, damit Notfälle frühzeitig erkannt werden. Achtung: Ein Absinken des Peakflow-Wertes kann zwar auf eine bevorstehende Atemnot hinweisen, wenn aber eine Atemnot besteht, dürfen Sie sich keinesfalls von einem noch normalen Peakflow-Wert in Sicherheit wiegen lassen. Der Peakflow kann bei der COPD oft nachhinken
- Die Physikalische Therapie (Atemtherapie, Umgang mit Hilfsgeräten) zu erlernen und diese regelmäßig unter Anleitung und auch zu Hause durchzuführen.

INFORMATIONEN – NUTZEN SIE ALLE CHANCEN AUF MEHR WISSEN

Bei den Schulungen im Rahmen des DMP-Programms COPD geht es nicht nur um Wissensvermittlung, sondern auch um konkrete Tipps, wie Sie Ihr Verhalten im täglichen Leben, in Ihrer persönlichen Situation verändern können, um die Krankheit besser im Griff zu haben.

Das Motto der Schulungen: Werden Sie zum Experten! Ihr Arzt wird mit Ihnen gemeinsam Schulungen auswählen und Sie zu den Veranstaltungen anmelden. Unterrichtet wird jeweils in kleinen Gruppen. Der Inhalt der Schulungen, die von fachkundigen Referenten geleitet werden, dreht sich nicht um medizinische Theorie. Es geht um praktisches, verständliches Wissen. Ein Beispiel von vielen sind Antworten auf die Fragen, wozu der Selbstmanagement- und Notfall-Plan dient und wie wichtig für Sie Sport sein kann.

Die zu bearbeitenden Themen sind vielfältig. Deshalb finden Sie an dieser Stelle nur einige der wichtigsten:

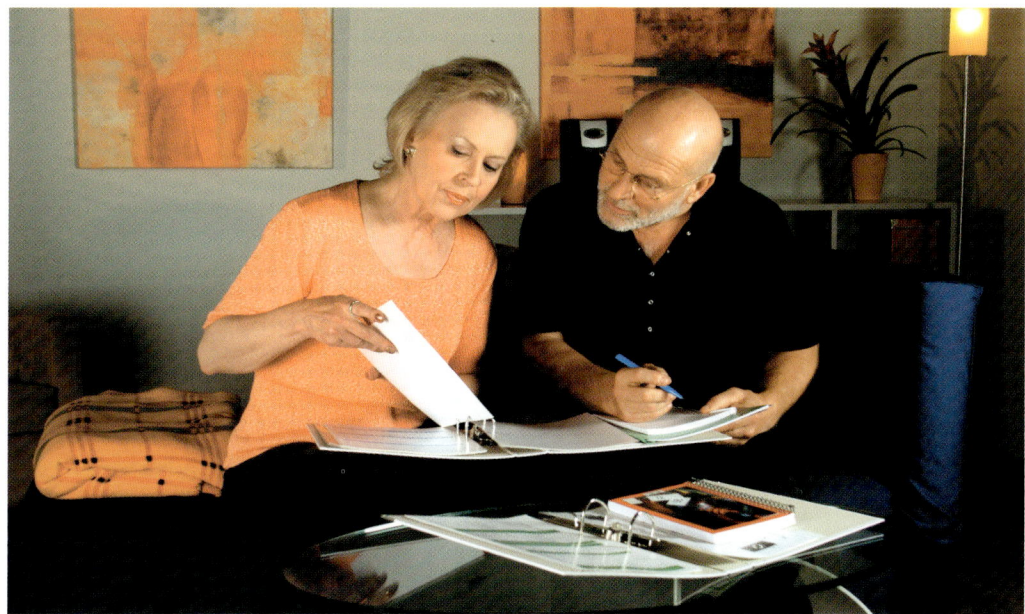

- Aufbau der Bronchien, Regelung der Atmung, der Schleimabsonderung, Gasaustausch in der Lunge

- Krankheiten der Bronchien und der Lunge

- Auslöser einer chronischen Bronchitis/Vermeidung der Auslöser

- Lungenfunktion – Wie kann ich sie messen?

All das ist Ihr theoretisches „Rüstzeug", das es Ihnen selbst ermöglicht, die Krankheit und die Notwendigkeiten der Therapie – medikamentöse und nicht medikamentöse – besser zu verstehen. Auch die unabdingbare Selbstbeobachtung wird so erst möglich.

Dazu gehören:

- Eine bessere Selbsteinschätzung meiner Symptome

- Der richtige Umgang mit dem Peakflow-Meter

- Wie und warum führe ich ein Patiententagebuch?

- Wie reagiere ich im Notfall richtig?

Schließlich sollte in der Gruppe auch die praktische Umsetzung der erlernten Theorie nicht zu kurz kommen. Konkret heißt das:

- Praktische Atemtherapie, d. h. atemerleichternde Stellungen bzw. Umgang mit Hilfsmitteln

- Informationen über den optimalen Medikamenteneinsatz

- Lungensport ermöglicht es, die eigene Belastbarkeit richtig einzuschätzen. Und ganz nebenbei stellen viele Betroffene fest, dass sich Sport und COPD nicht ausschließen.

Eine Schulung im Rahmen des strukturierten Behandlungsprogramms bietet also Hilfe in Form von Wissen und praktischer Hilfestellung durch den Trainer und die Gruppe. Hier ist Zeit für einen Austausch über die Krankheit. Man merkt schnell, dass man mit seinem Problem nicht allein auf der Welt ist, dass andere ganz ähnliche Situationen zu meistern haben. Man erfährt Verständnis, bekommt aber auch brauchbare Alltagstipps. Der Austausch in der Gruppe kann sehr motivierend sein. Vielleicht nicht für jeden, aber – und das zeigen die Erfahrungen sehr deutlich – für die meisten Betroffenen.

DAS PATIENTENTAGEBUCH

Dieses Hilfsmittel kann für Sie zum täglichen Begleiter werden. Ein kleines, handliches Heft, in dem Sie Buch führen über Ihre Erkrankung. Besserungen, Verschlechterungen und besondere Aktivitäten, wie Lungensport, werden schriftlich festgehalten, damit Sie und Ihr Arzt den Verlauf der COPD beobachten und richtig einschätzen können. Der tägliche Peakflow-Wert wird genauso festgehalten wie z. B. die Einnahme von Bedarfsmedikamenten. Weitere Informationen über das Patiententagebuch erhalten Sie auf S. 67.

DIE PEAKFLOW-MESSUNG

In den zurückliegenden Kapiteln war schon oft die Rede vom so genannten Peakflow-Wert. Er zeigt, wie es um die „Enge der Bronchien" aktuell steht und wird so zum wichtigen Baustein bei der Beurteilung des Verlaufs Ihrer Erkrankung und bei der Entscheidung, ob neue Behandlungsschritte notwendig sind.

Nutzen Sie diese Möglichkeit durch eine regelmäßige Überprüfung Ihrer Atmung. Zur Erinnerung: „Peakflow" – der Name kommt aus dem Englischen und heißt so viel wie „höchste Atemstromstärke". Gemessen wird der maximale Atemstrom in Litern pro Minute, der bei einer größtmöglichen Anstrengung

Die Peakflow-Messung –
so machen Sie es richtig

- *Führen Sie den Test im Stehen durch und halten Sie das Peakflow-Meter dabei waagerecht.*

- *Der kleine Zeiger muss vor Beginn der Testung auf Null stehen und darf durch die Finger nicht auf seinem Weg behindert werden.*

- *Atmen Sie tief ein und halten dann kurz die Luft an.*

- *Das Mundstück des Peakflow-Meters wird nun fest mit den Lippen umschlossen.*

- *Atmen Sie nun mit aller Kraft und so schnell wie möglich aus (bitte nicht ins Gerät husten!).*

- *Durch das Atmen wird der Zeiger verschoben. Das nun angezeigte Ergebnis ist Ihr Peakflow-Wert in diesem Moment.*

- *Führen Sie die Messung dreimal hintereinander durch und notieren Sie sich den besten Wert der drei Messungen.*

ausgeatmet werden kann. Was sich kompliziert anhört, ist in der Umsetzung ganz einfach. Dennoch sollten Sie sich die Anwendung von Ihrem Arzt bzw. in der Praxis oder Klinik zeigen lassen. Wie heißt es so schön: Es gibt keine dummen Fragen – nur dumme Antworten. Also: Fragen Sie bitte!

ZU DEN WERTEN

Generell gilt: Je mehr und je schneller die Luft durch Ihre Atemwege fließt, desto höher ist der Wert, den Ihr Peakflow-Meter anzeigt.

Und auch das Gegenteil gilt. Je enger Ihre Atemwege, desto weniger Luft wird ausgestoßen, desto niedriger ist der Peakflow-Wert.

Eine Orientierung an dem „perfekten Wert" ist für COPD-Betroffene schwierig. Es gibt zwar vorgegebene Normwerte, die nach Geschlecht, Alter und Körpergröße statistisch ermittelt worden sind. Viel wichtiger als diese Standardtabellen aber sind Ihre eigenen „Bestwerte". Orientieren Sie sich daran.

IHR PERSÖNLICHER BESTWERT – DIE PERSÖNLICHE RICHTLINIE

Errechnen Sie Ihren Peakflow-Bestwert, er ist eine persönliche Richtschnur. Zum Errechnen werden zwei Wochen lang viermal täglich die Peakflow-Werte bestimmt. Und zwar am besten immer zu ähnlichen Zeiten.

Messen Sie …

- morgens nach dem Aufstehen vor dem Einnehmen eines bronchienerweiternden Sprays

- außerdem mittags, am besten zwischen 12.00 und 14.00 Uhr, etwa zehn Minuten nach Einnahme eines bronchienerweiternden Sprays

- abends und kurz vor dem Zu-Bett-Gehen, zusätzlich immer dann, wenn Sie eine Luftnot verspüren

- außerdem hin und wieder zehn Minuten nach Einnahme des bronchienerweiternden Sprays, um dessen Wirkung zu dokumentieren.

WIE ES UM IHRE BRONCHIEN STEHT UND WAS SIE DANN TUN SOLLTEN, AUF EINEN BLICK:

PEAKFLOW-WERT	AMPEL-CHECK	ATEMWEGE	MASSNAHMEN	BEURTEILUNG
70–100 %	● Grün	Stabil	Meist alles o.k., bei Atemnot aber reagieren!	
50–70 %	● Gelb	Labil	Die Tagestherapie sollte nach Absprache intensiviert werden (bspw. ein Atemzug mehr aus dem Pulverinhalator etc.) bzw. – bei häufigerem Auftreten – mit dem Arzt eine Neukombination bzw. Anpassung besprochen werden.	Vorsicht
Unter 50 %	● Rot	Instabil	Sofort die Notfallmedikamente einnehmen, die im Selbstmanagement-Plan festgehalten sind, und einen Arzt rufen.	Akute Gefahr einer Atemnot!

Diese „Test-Messungen" sind allerdings nur dann aussagekräftig, wenn Sie eine stabile Phase haben, also kein Infekt vorliegt, und Sie auch nicht unter einer akuten Atemnot leiden. Es kann sein, dass Ihr Arzt während dieser Zeit die medikamentöse Behandlung etwas intensiviert, um herauszufinden, ob man aus Ihren Bronchien „noch mehr rausholen kann" und sich so der Peakflow-Wert noch steigern lässt.

Bewerten Sie nun die Messungen der 14 Test-Tage und küren Sie das höchste Ergebnis zu Ihrem persönlichen Peakflow-Bestwert. Anhand dieser Marke können Sie alle weiteren Peakflow-Werte beurteilen. Nach der Bestimmung der persönlichen Bestmarke ist es wichtig, regelmäßig weiterzumessen. Sonst war die ganze Mühe umsonst.

Wenn Ihr persönlicher Wert Anlass zur Sorge ist: Scheuen Sie sich nicht davor, einmal zu viel bei Ihrem Arzt anzurufen – auch wenn es vielleicht „nur" falscher Alarm ist.

TIPPS FÜR DEN ALLTAG

Damit Sie nicht immer nachschauen müssen, auf welcher Farbe Ihre Ampel gerade

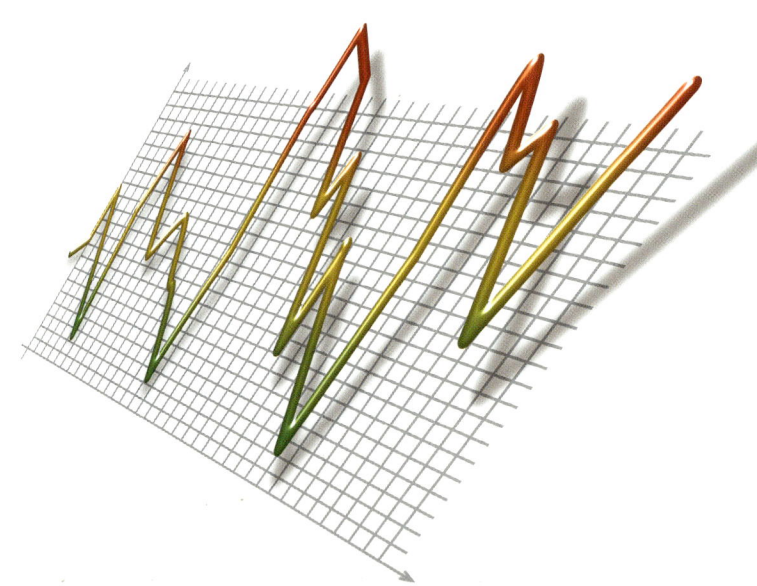

steht, sollten Sie sich einfach auf Ihr eigenes Peakflow-Meter an der entsprechenden Stelle einen grünen, gelben und roten Streifen kleben. Dann sehen Sie sofort, wie es um Ihre „Atem-Ampel" steht. Auch Ihre Bedarfsmedikamente können Sie dann diesem Farbschema entsprechend markieren.

*Achtung: **Entscheidend ist immer, wie es Ihnen geht. Der Peakflow-Wert kann bei einem Notfall hinterherhinken, die Werte sind noch gut, obwohl zu wenig Luft in die Lunge kommt. Ein normaler Peakflow-Wert heißt also nicht, dass alles in Ordnung ist, ein zu niedriger Wert kann dagegen auf einen Notfall hinweisen.***

Wenn Sie die verschiedenen Messungen sowie die Ergebnisse Ihrer Rechnungen in einem COPD-Tagebuch regelmäßig dokumentieren, können Sie Ihren Arzt aktiv unterstützen. Er estmöglichen Einblick in den Verlauf Ihrer Erkrankung und kann die Therapie mit einem weit über die Praxisräume hinausreichenden Diagnoseblick optimal mit Ihnen gemeinsam planen.

DAS PATIENTENTAGEBUCH – LUST ODER LAST

Sicherlich ist der Gedanke gewöhnungsbedürftig, sein Leben protokollieren zu müssen, und es ist auch anfangs sicher nur ein schwacher Trost, dass auf diese Art ein Leben mit COPD besser zu „managen" ist. Doch diese

Aufgabe wird mit ein paar einfachen „Kniffen" schnell zur Routine und Ihren Alltag kaum belasten.

Wenn über jeden Tag genau Buch geführt wird, ist es für Ihren Arzt und für Sie leichter, Ihre persönlichen Auslöser einer akuten Atemnot zu erkennen. Dadurch wird die – zugegebenermaßen – notwendige Disziplin auf Dauer mit einem beschwerdefreieren Leben belohnt.

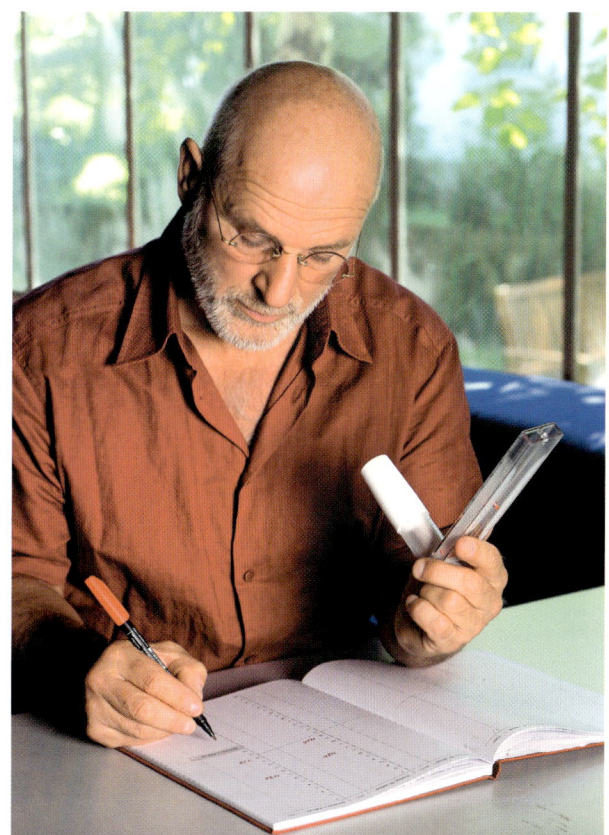

Ein Patienten-Tagebuch erspart zusätzlich zahlreiche Erklärungen gegenüber Ärzten, die Sie nicht kennen, egal, ob im Notfall oder auch am Urlaubsort. Außerdem hilft das Buch auch Ihnen dabei, Ihren Gesundheitszustand richtig einzuschätzen.

Im Tagebuch kann zudem nachgeschaut werden, welche COPD-Medikamente Sie einnehmen, ob diese regelmäßig genommen wurden und welchen Effekt sie haben und hatten. Denn nur wenn Sie genauestens Protokoll führen, können Sie – ungetrübt vom aktuellen Eindruck – nachvollziehen, ob die Situationen akuter Atemnot wirklich seltener, wirklich schwächer werden. Vor allem die Effekte der langwirksamen Medikamente werden so sichtbar. Somit kann das Tagebuch Ihnen helfen, sich selbst zu motivieren – auch wenn Sie am Anfang erst einmal ein wenig Motivation aufbringen müssen, um es überhaupt zu führen.

Weiterhin wird eingetragen, ob und welche Symptome aufgetreten sind und welche Bedarfsmedikamente zum Einsatz kamen.

Wenn Sie also zu den Betroffenen gehören, die ihre Peakflow Werte regelmäßig dokumentieren sollten, gibt es einiges zu beachten: Protokollieren Sie immer den höchsten der drei hintereinander gemessenen Peakflow-Werte und runden Sie die Ergebnisse in 10er-Schritten auf bzw. ab. Konkret heißt das: Bei einem Wert von 353 notieren Sie 350. Bei einem Wert von 358 notieren Sie 360.

Nun müssen die gemessenen Werte richtig eingetragen werden. Jede Seite des Tagebuchs ist in Tageszeiten unterteilt. Sie können so – ohne großen Aufwand – den Tagesverlauf rund um Ihre Erkrankung genauestens festhalten. Tragen Sie bitte auch ein, wie Sie sich fühlen, ob und welche Beschwerden Sie spüren, und welche Medikamente Sie genommen haben.

Eine akute Atemnot könnte bevorstehen

Die Symptome: Sie verspüren fast ständig, auch in Ruhe, Luftnot und/oder Husten.
Die Luft wird schon bei kleinsten Anstrengungen knapp.
Die bronchienerweiternden Mittel lassen in ihrer Wirkung nach.

Es droht Gefahr!

Die Anzeichen: Sie brauchen mehr bronchialerweiternde Sprays als sonst.
Sie sind viel schneller erschöpft, als Sie es kennen.
Sie haben tagsüber häufig Atemnot.
Sie wachen nachts mit Luftnot auf.

Alles Okay!

Ihre Standardmedikamente reichen aus.
Sie fühlen sich gut und haben nur selten Luftnot.
Ihre Peakflow-Werte liegen im normalen Bereich.

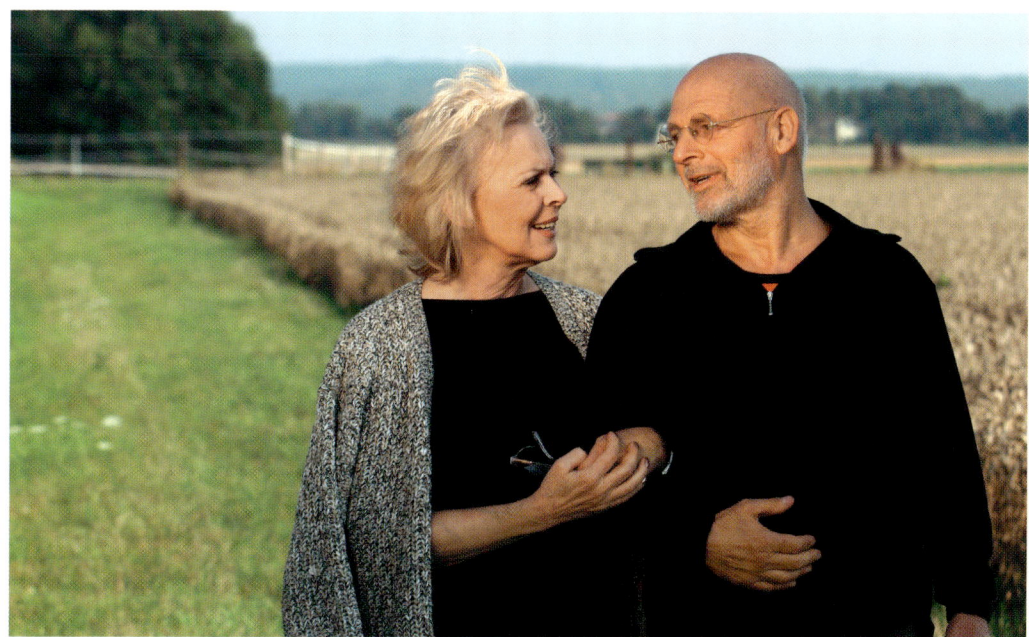

Wenn Sie Ihre Krankheitssymptome dank des Tagebuchs gut kennen, kann dies eine Art „zweite Ampel" für Sie sein, die Sie warnt oder für Entwarnung sorgt.

Natürlich sind persönliche Eindrücke, wie die Stärke der Atemnot oder ein Schwächegefühl immer subjektiv. Letztlich reagiert jeder Mensch anders und genau deshalb ist es optimal, wenn Sie sowohl den Peakflow-Wert als auch die Information über Ihr Empfinden notieren.

Die regelmäßige Messung des eigenen Peakflow-Wertes ermöglicht es Ihnen also, selbst Ihre Erkrankung zu beobachten. Und auch wenn die Atemnot kommt, bleiben Sie bitte ruhig, dann können Sie am besten überlegt handeln. Dies schreibt und sagt sich zwar leicht. Doch durch eine ganze Reihe von Techniken können Sie gezielt lernen, mit Ihrer Erkrankung umzugehen.

INFEKTE VERMEIDEN

Wie bereits angedeutet, kann ein sportlich aktiver Betroffener – wie jeder andere natürlich auch – sein Immunsystem deutlich stärken. Doch nicht nur Bewegung ist wichtig, um Infekten vorzubeugen:

- Bewegen Sie sich so viel wie möglich an frischer Luft (Treppen steigen statt Fahrstühle benutzen, besser mit dem Fahrrad fahren oder zu Fuß zum Bäcker und zur Post gehen als das Auto zu benutzen).

- Ernähren Sie sich abwechslungsreich: Für stark Übergewichtige gilt wieder die Ampel. Nehmen Sie jeden Tag rotes, gelbes und grünes Gemüse und Obst zu sich.

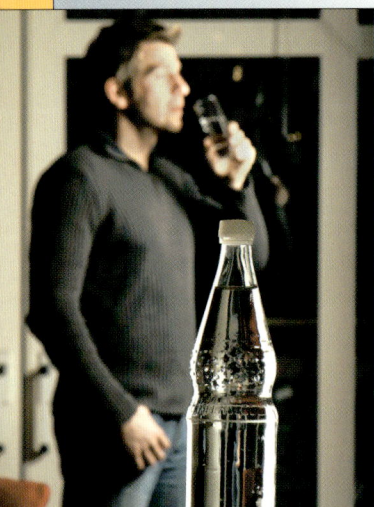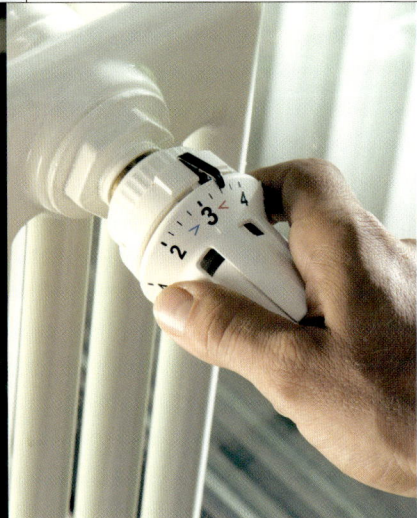

Legen Sie den Schwerpunkt auf kohlehydratreiche, fettarme Kost: Kartoffelgerichte, Putenbrust, Gemüseeintöpfe, Kohlgerichte, Salate, Haferflocken, Hülsenfrüchte sind sehr vitaminreich, günstig und machen nicht dick.

- Stark untergewichtige Betroffene sollten mit kalorienreicher Nahrung versuchen, ihr Gewicht zu erhöhen. Neben der Stärkung der Atemmuskulatur kann eine Gewichtszunahme auch einen positiven Effekt auf die Widerstandskraft gegen Infekte haben.

- Trinken Sie ausreichend! Nehmen Sie von selbst nicht genug Flüssigkeit zu sich, stellen Sie sich einfach immer eine Flasche Wasser in Sichtweite, z. B. auf den Küchentisch. Sie werden sehen, das Trinken funktioniert dann ganz automatisch. Eine ausreichende Flüssigkeitsmenge löst den Schleim. Aber nur, wenn keine Herzschwäche vorliegt, also fragen Sie vorher Ihren Arzt.

- Versuchen Sie, auf Alkohol zu verzichten oder höchstens ein Glas Wein/Bier pro Tag zu trinken.

- Saunabesuche mit anschließenden Kaltduschen stärken die Abwehr. Aber Achtung: Die warme Luft kann zu einem Gefühl wie bei einer Atemnot führen. Übertreiben Sie es nicht! Vorsicht auch bei Aufgüssen: Sie können eine Belastung für den Kreislauf sein und im Einzelfall die Atemwege reizen. Fragen Sie am besten Ihren Arzt.

- Auch Kneipp-Anwendungen wie Wechselduschen oder Wechselfußbäder können die Abwehrkräfte steigern.

- Achten Sie auf eine ausreichende Luftfeuchtigkeit in der Wohnung, ein Problem ist die trockene Winterluft; deshalb ...

- Überheizen Sie die Wohnräume nicht. Eine Temperatur von 20–22 °C im Wohnbereich und 16–18 °C im Schlafzimmer nicht überschreiten.

- Rauchen zerstört Ihre Bronchien immer weiter. Doch auch das Immunsystem wird durch Zigarettenqualm geschädigt. Deshalb halten Sie sich vom Rauch und auch von Rauchern fern.

- Vorsicht mit dem Kontakt zu erkälteten Personen: Sie sind gefährdeter als bronchiengesunde Menschen, sich anzustecken, und müssen dann mit einer Verschlechterung Ihrer Lungenfunktion rechnen.

Wenn Sie dennoch an einem Infekt erkranken, sollten Sie zu Ihrem Arzt gehen.

Holen Sie mehr Luft

ATEMGYMNASTIK

Angst vor der nächsten akuten Atemnot – die meisten Betroffenen kennen dieses Gefühl leider nur zu gut. Mit gezielten Übungen können diese Befürchtungen aber ein Stück weit abgebaut werden.

Zwar ist die Atmung ein Vorgang, den der Körper automatisch steuert, bei einem akuten Notfall aber gerät das Atemsystem des Körpers aus den Fugen. In einer solchen Situation kann sich jeder selbst das Luftholen etwas erleichtern, indem er bewusst, langsam und ganz ruhig atmet. Denn eine Steigerung der Frequenz verengt die Atemwege zu-

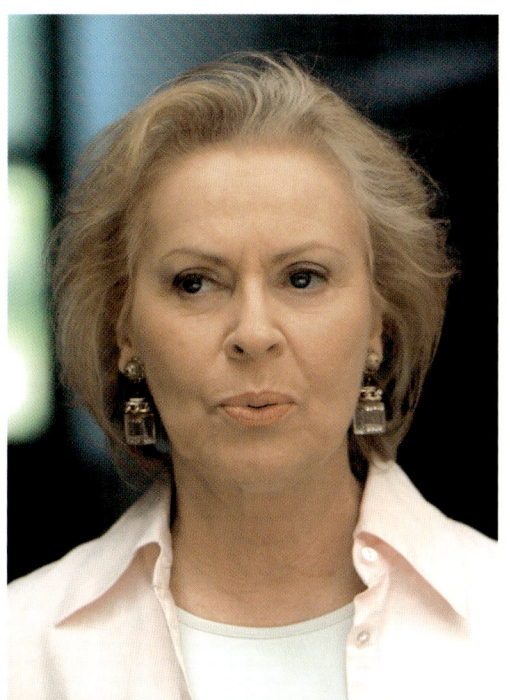

sätzlich und verstärkt so die Beschwerden. Außerdem kann durch die Übungen die Atemmuskulatur gestärkt werden. Das kann einen nicht unerheblichen Beitrag leisten, Ihnen beim Atmen „unter die Arme zu greifen".

Am besten erlernt man das bewusste Atmen mit Hilfe eines Physiotherapeuten, ambulant in der Praxis, im Krankenhaus oder bei einer der angebotenen Schulungen (siehe S. 62–64). Die Übungen sind im wahrsten Sinne des Wortes kinderleicht.

ATMEN SIE DOCH EINFACH ANDERS

Atmen will gelernt sein. Bei der Geburt bekommen wir einen leichten Klaps und schon beginnen wir ein Leben lang Luft zu tanken. Wenn, wie bei einer COPD, das Atmen gebremst wird, kann man mit einigen Tricks versuchen, sich wieder Luft zu verschaffen. Diese Techniken können einer akuten Atemnot vorbeugen oder sie sogar abschwächen.

Hier gilt, wie so oft: Übung macht den Meister. Beginnen Sie am besten unter fachkundiger Anleitung und üben Sie anschließend zu Hause eifrig weiter. Häufig werden auch Gruppenschulungen zu Atemtechniken angeboten. Wo und wie kann Ihnen Ihr koordinierender Arzt erklären.

LIPPENBREMSE

Viele COPD-Betroffene berichten davon, dass ihnen die so genannte „dosierte Lippenbremse" während einer akuten Atemnot, aber auch bei schwierigen, anstrengenden

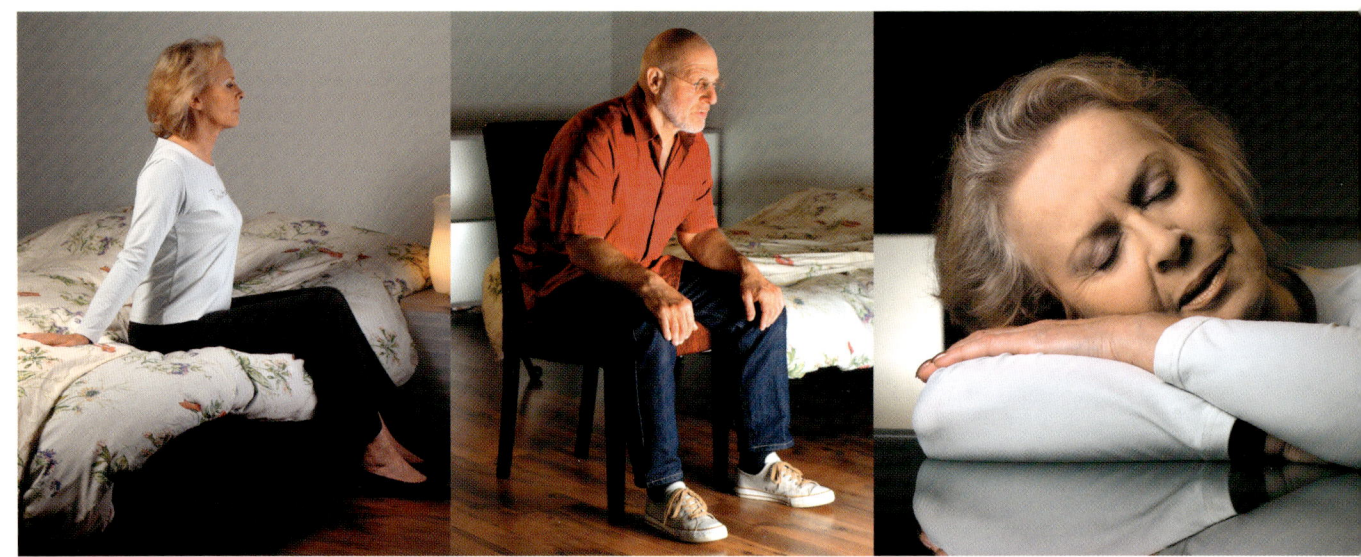

Der Bettsitz   *Der Kutschersitz*   *Der Tischsitz*

Lebenssituationen wie beispielsweise dem Treppensteigen entscheidend weiterhilft. Dabei wird mit geschürzten, leicht aufeinander gepressten Lippen langsam durch den Mund ausgeatmet (siehe Abb. S. 71). Auf diese Weise wird das Ausatmen verlangsamt, der Atemstrom leicht abgebremst und die Bronchien bleiben durch den Innendruck länger geöffnet.

ATEMERLEICHTERNDE KÖRPERSTELLUNGEN

Vielen Patienten hilft es zusätzlich, eine atementlastende Körperhaltung einzunehmen. Dadurch wird das Gewicht vom Schultergürtel und den Armen abgefangen und die Atemhilfsmuskulatur findet einen besseren Angriffspunkt. Damit verringert sich die Arbeit bei jedem Atemzug etwas, der Bedarf an Sauerstoff reduziert sich. Es gibt gleich mehrere Positionen, die empfohlen werden. Sie sollten ganz individuell für sich herausfinden, welche für Sie die richtige ist.

DER BETTSITZ

Setzen Sie sich auf die Bettkante, stützen Sie die Hände seitlich oder hinter dem Gesäß auf und versuchen Sie, sich aufrecht zu halten. Und nun atmen Sie ganz ruhig.

DER KUTSCHERSITZ

Hierfür benötigen Sie einen Stuhl. Setzen Sie sich mit nach vorne gebeugtem Oberkörper und stützen Sie die Ellenbogen auf Ihren Knien ab. Auch hier sollten Sie versuchen, ganz ruhig zu atmen.

DER TISCHSITZ

Eine ideale Übung, beispielsweise am Esstisch. Sie sitzen auf einem Stuhl und legen

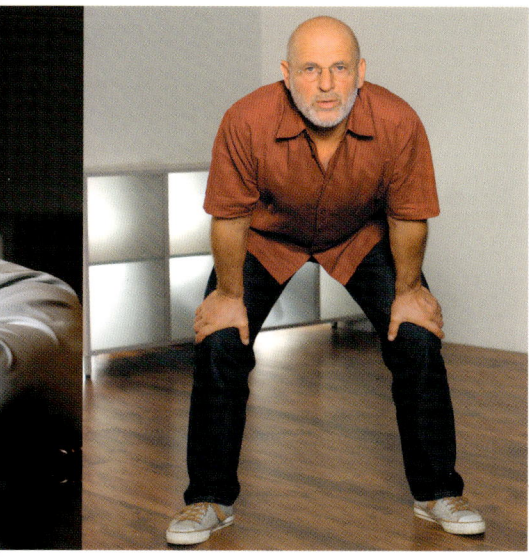

Die Torwartstellung

Kopf und Arme ganz entspannt auf die Tischplatte. Es sieht zugegebenermaßen ein wenig so aus, als wollten Sie ein kleines Schläfchen machen. Tatsächlich entspannen Sie sich so und werden auch automatisch ruhiger atmen.

DIE TORWARTSTELLUNG

Diese Übung können Sie im Stehen durchführen. Gehen Sie leicht in die Hocke, bis Ihre Knie angewinkelt sind. Dann stützen Sie Ihre Hände auf den Knien ab, die Daumen nach außen. Dadurch kann die so genannte Atemhilfsmuskulatur, also zum Beispiel die Muskeln an der Schulter, effektiv zur Hilfe genommen werden.

Wenn Sie diese Techniken beherrschen, kann es Ihnen ein Gefühl der Sicherheit vermitteln. Etwas Ruhe, Kraft und Vertrauen in die eigene Stärke geben. Erleben Sie, dass Sie mit der Atemnot richtig umgehen können. Und das alles letztlich mit einem Ziel: Ihre Angst, Ihre Panik vor und während der Atemnot soll kleiner werden. Weil Sie sich die Möglichkeit eröffnen, Ihre Atemfrequenz in einem solchen Falle eher unter Kontrolle zu bringen. Denn – und das ist ein ganz wichtiger Punkt – eine Zunahme der Panik bedeutet meistens auch eine Erhöhung der Atemfrequenz und damit auch der Beschwerden. Es ist leichter gesagt als getan: Bleiben Sie bitte ruhig, auch wenn die Luft einmal knapper wird. Unter Umständen können Ihnen dabei Entspannungstechniken, wie z. B. autogenes Training, helfen.

SCHLEIM LÖSEN UND RICHTIG HUSTEN – ABER WIE?

Der zähe Schleim verstopft nicht nur die Bronchien und kann dadurch Ihre Atemnot verschlimmern. Er ist auch idealer Nährboden für Erreger. Die Bronchien müssen daher möglichst frei von Schleim bleiben, also gut durchlüftet werden.

- Damit der Schleim leichter abgehustet werden kann, sollten Sie genug trinken. Das verflüssigt ihn und er kann besser abtransportiert werden.

- Auch Inhalationen über Düsen- oder Ultraschallvernebler können den Schleim flüssiger und damit leichter abhustbar machen. Am besten eignet sich dazu eine Kochsalzlösung, mit 0,9 % oder max. 2 % Kochsalzgehalt. Schleimlöser sollten in der Regel nicht inhaliert werden.

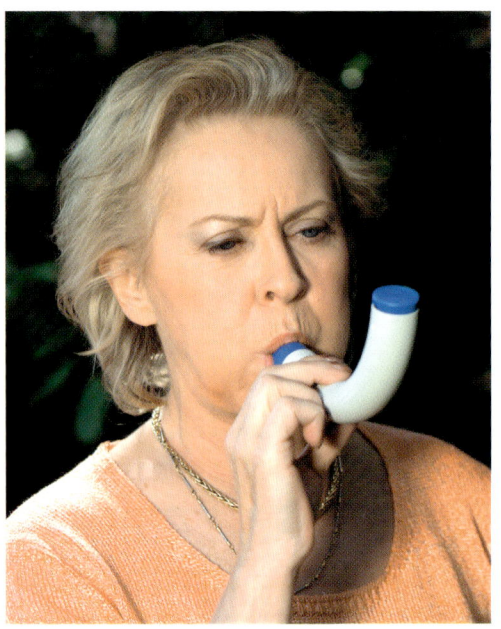
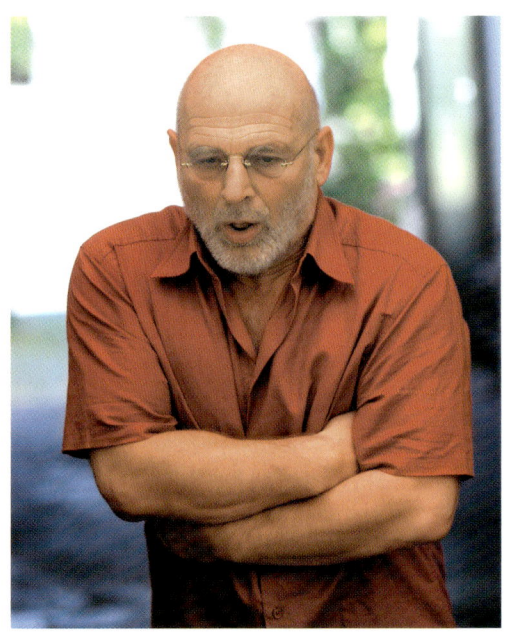

- Physiotherapeuten können durch Abklopfen oder Lagerungsdrainagen ebenfalls das Abhusten erleichtern.

- Auch Schwingungen im Luftstrom tragen dazu bei, den Schleim leichter von den Bronchialwänden zu lösen. Der Betroffene kann mit Geräten wie dem Flutter® oder dem Cornet® beim Ausatmen selbst diese Schwingungen erzeugen und damit zu einer effektiven Bronchusdrainage beitragen.

Neben der Schleimlösung spielen auch Hustentechniken eine große Rolle. „Kontrolliertes Husten" nennen Fachleute die Technik, die zu Ihrem Rüstzeug gehören sollte. Dazu brauchen Sie nicht viel. Ein Stuhl und ein bisschen Zeit reichen schon.

– Die Beine parallel auf den Boden stellen, die Arme kurz unter der Brust verschränken. Bleiben Sie ganz locker, den Oberkörper aufrecht halten.

– Jetzt atmen Sie tief durch die Nase ein und halten kurz die Luft an.

– Nach einigen Sekunden, spätestens aber, wenn das Gefühl für Sie unangenehm wird, atmen Sie wieder aus. Beim Ausatmen beugen Sie sich leicht nach vorne und husten zweimal kurz und intensiv.

– Mit Ihren Armen, die ja immer noch verschränkt unter Ihrer Brust ruhen, drücken Sie beim Husten in den Bauch. Das unterstützt das Zwerchfell und verstärkt den Effekt des Hustens.

– Jetzt richten Sie sich wieder auf, um einige Zeit zu entspannen. Wenn Sie bereit sind, wiederholen Sie den Vorgang so oft Sie möchten.

Sie werden bereits nach einigen Durchläufen die Technik beherrschen. Wenn Sie dabei Schwierigkeiten haben, Unbehagen oder Schmerzen spüren, sollten Sie damit aufhören und bei Ihrem nächsten Besuch mit Ihrem Arzt darüber sprechen.

Es gibt noch weitere Techniken, die dabei helfen können, den Schleim aus den Bronchien abzutransportieren. Es handelt sich aber eher um Atem- statt um Hustentechniken. Dazu gehören bspw. die sog. FET (forced expiration technique) und die autogene Drainage.

FET (FORCED EXPIRATION TECHNIQUE)

Bei dieser Technik atmen Sie bei geöffnetem Mund schnell aus, bis sich fast keine Luft mehr in der Lunge befindet. Es hilft, wenn Sie sich vorstellen, gegen eine Scheibe zu hauchen. Danach wird eine Pause von zwei bis drei Sekunden eingelegt und anschließend können Sie von vorne beginnen. Diese Technik hilft dem Schleim, besser aus den kleinen Atemwegen in größere und weitere Bronchien abzufließen. Dieses Ausatem-Manöver

Was ist von Atemhilfen zu halten?

Diese Hilfsmittel können als Unterstützung zu den vorgestellten Atemtechniken dienen, um den Schleim aus den Bronchien abzutransportieren. Es handelt sich dabei um Masken, in die sechs- bis zehnmal hineingeatmet wird. Ein Widerstand im Gerät sorgt für eine Aufweitung der Bronchien. In Kombination mit der FET (siehe unten) wird der Schleim gelöst und kann leichter abgehustet werden.

Atemhilfen können zusätzlich zu klassischen Atemtechniken eingesetzt werden und wirken recht gut. Auch sind sie eine Alternative für Betroffene, die mit den gängigen Atemübungen partout nicht zurechtkommen.

ist zudem auch weniger anstrengend als kräftiges Abhusten.

AUTOGENE DRAINAGE

Die autogene Drainage ist sehr wirksam, braucht aber Zeit und ist nicht einfach zu erlernen. Dabei atmen Sie mehrfach ein und aus. Die Atemzüge werden Schritt für Schritt immer tiefer, dann wieder flacher. Nach jeder Phase legen Sie eine Ruhepause von zwei bis drei Sekunden ein. Bei der autogenen Drainage wechselt die Atmung ständig zwischen tief und flach. Die Atemwege weiten sich und ziehen sich anschließend wieder zusammen. Der Schleim kann sich dadurch allmählich von der Bronchialwand lösen.

COPD und das Körpergewicht

Das Körpergewicht spielt eine größere Rolle für die COPD, als es auf den ersten Blick den Anschein hat. Gerade Untergewicht kann den Verlauf der Erkrankung negativ beeinflus-sen. Sehr dünne Menschen sind weniger kräf-tig, häufig nur eingeschränkt belastbar und anfällig für Infekte. Besonders die Vermeidung von Erkältungen und anderen Infektionen steht bei einer COPD mit an oberster Stelle.

Das ungewollte Abnehmen bei einer chro-nisch atemwegsverengenden Bronchitis rührt meistens daher, dass die Betroffenen beim At-men viel mehr Kraft aufwenden müssen als Gesunde. Der Kalorienverbrauch ist dadurch sowohl in Ruhe als auch bei anstrengenden Tätigkeiten erhöht. Außerdem können viele Betroffene aufgenommene Nahrung durch die Erkrankung nicht optimal verwerten.

Doch wie stelle ich fest, ob ich zu wenig wiege? Eine Möglichkeit ist die Berechnung des sog. Body-Mass-Index (BMI).

ERNÄHRUNGSTIPPS

Ziel ist bei der Gewichtszunahme natürlich nicht, in möglichst kurzer Zeit möglichst viel Fett zuzunehmen. Es geht darum, dass Sie kontrolliert und gleichmäßig Ihr Normalge-wicht erreichen. Vor allem durch ausgewoge-ne Ernährung können Sie langsam und stetig zunehmen und Ihre Kräfte steigern. Sollten Sie also untergewichtig sein und mehr über einen detaillierten Ernährungsplan erfahren wollen, dann sprechen Sie mit Ihrem Arzt dar-über. Er kann Ihnen Hinweise geben, wo z. B. Ernährungsberatungen angeboten werden.

Diese allgemeinen Ernährungsratschläge gelten natürlich eher für Normalgewichtige. Zu dünne Menschen brauchen anfangs erst einmal nur eines: Kalorien. Hier kann man

DER LEBENSMITTELKREIS

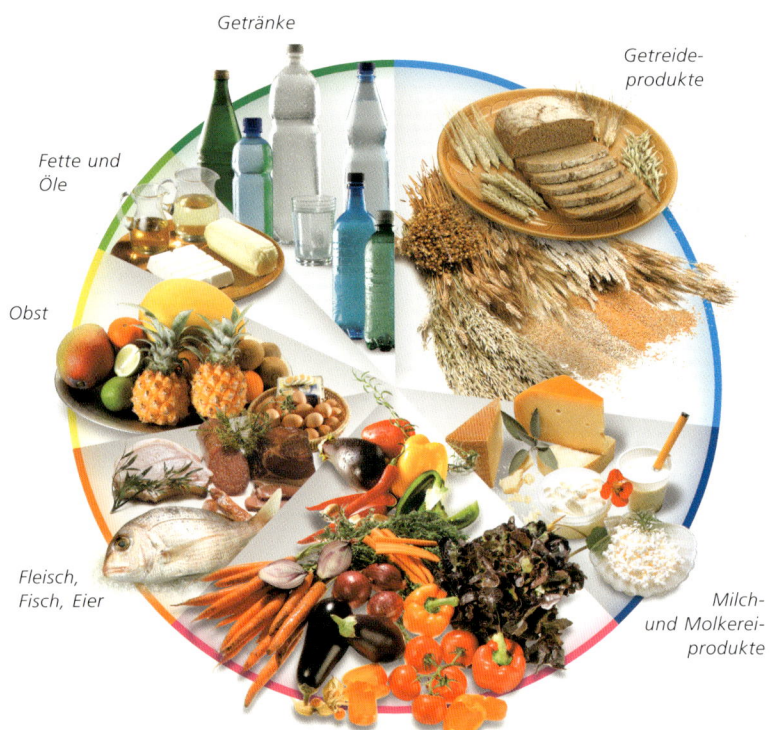

Getränke

Getreide-produkte

Fette und Öle

Obst

Fleisch, Fisch, Eier

Milch- und Molkerei-produkte

Gemüse und Hülsenfrüchte

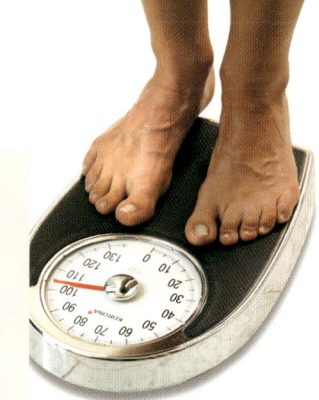

Wie berechne ich mein optimales Gewicht?

Es gab in der Vergangenheit zahlreiche Formeln zur Berechnung des persönlichen Ideal-gewichtes. Heute geht man vom sog. Body-Mass-Index (BMI) aus. Er gibt an, wie das Körper-gewicht im Verhältnis zur Körpergröße steht. Die Formel ist nicht ganz einfach, aber mit einem Taschenrechner können Sie leicht Ihren persönlichen BMI berechnen:

$$BMI = \frac{\text{Körpergewicht (in kg)}}{\text{Körpergröße (in m) x Körpergröße (in m)}}$$

Das Ergebnis wird eine Zahl zwischen 15 und 35 sein. Die folgende Tabelle zeigt Ihnen, in welchem Gewichtsbereich Sie liegen:

Untergewicht:	**unter 18,4**
Normalgewicht:	**18,5 – 24,9**
Übergewicht:	**ab 25**

Der für Sie optimale Bereich ist das Normalgewicht, also zwischen 18,5 und etwa 25. Da Untergewicht bei COPD einen negativen Einfluss auf den Verlauf hat, geht man davon aus, dass bereits bei einem BMI von unter 20 das Körpergewicht erhöht werden sollte. Doch auch starkes Übergewicht ab einem BMI von etwa 30 kann das Atmen erschweren. Die Atemmus-kulatur muss dann viel mehr Gewichte stemmen, als ohnehin schon durch die geschädigten Bronchien notwendig ist.

Tipp:

Wenn Sie ungewollt an Gewicht verlieren, obwohl Sie sich normal ernähren, sprechen Sie bitte mit Ihrem Arzt. Ein solcher Gewichtsverlust kann immer ein Hinweis darauf sein, dass noch etwas anderes in Ihrem Körper nicht stimmt.

eine Ausnahme von den sonst geltenden Empfehlungen machen: Essen Sie alles, was dick macht!

Hilft das nicht, wird bei stark untergewich-tigen Betroffenen häufig kalorienreiche Flüs-signahrung eingesetzt, die zwei- bis dreimal täglich zwischen den Mahlzeiten zusätzlich getrunken wird. Durch eine Kontrolle des BMI und anderer Werte, wie bspw. des Körperfett-anteils, kann Ihr Arzt Ihre Ernährung anpassen und erkennen, wann Sie wieder im „grünen Bereich" des Normalgewichtes sind.

ZUSAMMENFASSUNG

Sie können also aktiv bei der Therapie Ihrer Erkrankung mitwirken. Sehen Sie dies als He-rausforderung und Chance. Es verlangt Ihnen sicher einiges ab, trotzdem lohnt es sich, die

ALLGEMEINE GRUNDSÄTZE FÜR EINE GESUNDE ERNÄHRUNG

PORTIONEN	NAHRUNGSMITTEL	AUFGABE
täglich 5	Gemüse, Salat, Obst	Gemüse und Obst können Sie so viel essen, wie Sie wollen. Und das sollten Sie auch, denn diese Nahrungsmittel machen nicht dick und stärken mit ihren Vitaminen das Immunsystem. Infektionen kann so vorgebeugt werden.
täglich 3–6	Vollkornprodukte	Sie enthalten viele Kohlenhydrate und die sind wichtige Energielieferanten. Außerdem enthalten sie einen hohen Anteil an Ballaststoffen. Die Verdauung wird es Ihnen danken.
täglich 3	Pflanzliche Öle und Nüsse	Der Körper braucht Öle und Fette. Aber nur bestimmte. „Gute" Öle sind hochwertiges Raps-, Lein-, Oliven- und Sojaöl.
täglich 2–3	Milchprodukte	Egal, ob Joghurt oder Milch – sie führen dem Körper ebenfalls reichlich Vitamine und Calcium zu. Ein mittlerer Fettgehalt hilft außerdem beim Zunehmen.
wöchentlich 3	Fisch, Geflügel	Eiweiß brauchen vor allem die Muskeln, um an Masse zuzulegen. Und in Fisch und Geflügel ist viel davon enthalten, ohne dass diese Nahrungsmittel zu viel Fett enthalten.
wöchentlich 4–5	Getrocknete oder frische Hülsenfrüchte	Erbsen, Bohnen, Linsen – alles ist erlaubt. Gut zubereitet, schmecken sie lecker. Sie dienen als pflanzliche Eiweißlieferanten.
wöchentlich max. 2	Fleisch, Eier, Süßes	Der wichtigste Tipp heißt hier: Fleisch als Beilage! Essen Sie sich an Kartoffeln, Nudeln und Gemüse satt und nutzen Sie Fleisch, Eier und Süßes vor allem zum puren Genießen.

In Anlehnung an die Empfehlungen der Deutschen Gesellschaft für Ernährung.

Atemübungen regelmäßig durchzuführen und sorgfältig das Patiententagebuch zu führen. Sollten Sie untergewichtig sein, ist der Besuch einer Ernährungsberatung sinnvoll – das Gleiche gilt für „viel zu viele" Pfunde.

Haben Sie Fragen zu den vorgestellten Atem- und Hustenübungen, scheuen Sie sich nicht, mit Ihrem Arzt darüber zu sprechen. Vielleicht wird er im Rahmen des DMP COPD eine Patientenschulung veranlassen. Wie bei vielen anderen chronischen Krankheiten auch, sind es die Betroffenen, die es immer ein Stück weit selbst in der Hand haben, wie sich ihre Erkrankung entwickelt. Und das ist gut so – denn es gibt zahlreiche Möglichkeiten, als Betroffener selbst aktiv zu werden. Die nächste Hürde, die Sie eventuell zu nehmen haben, ist die Raucherentwöhnung.

Mit COPD den Alltag meistern – Nichtraucher werden

WIE WERDE ICH NICHTRAUCHER?

Sie haben sich diese Frage sicherlich nicht erst beim Lesen dieses Patientenhandbuches gestellt. Der Verzicht auf die Zigarette ist nicht leicht – aber er ist unumgänglich, wenn Sie aktiv für den Erhalt Ihrer Lungenfunktion kämpfen wollen. Es gibt zahllose Bücher und Tipps, wie man das Rauchen aufgeben kann. Welche Methode erfolgreich ist, hängt ganz stark von Ihnen selbst ab. Bei der Auswahl des Nichtraucherprogramms steht Ihnen Ihr koordinierender Arzt zur Seite.

Und wenn es nicht klappt: Werfen Sie nicht gleich frustriert die Flinte ins Korn. Vielleicht war es einfach die falsche Methode. Rauchfrei zu werden ist für Sie zu wichtig, um nach dem ersten Versuch aufzugeben. Die Psychologen nennen so etwas den „Dammbrucheffekt". Man hat sich etwas vorgenommen, dann klappt es nicht und man sagt frustriert zu sich selbst: Jetzt kann ich es auch gleich ganz lassen! Machen Sie sich diesen Effekt bewusst. Es kann Ihnen helfen, mit persönlichen Rückschlägen besser fertig zu werden und zusätzlich daraus eine gewisse Motivation freizusetzen: Jetzt erst recht!

Grundsätzlich werden bei der Raucherentwöhnung zwei Ansätze unterschieden:

- Schlusspunktmethode. Sie ist die härtere Variante. Nach einer Vorbereitungsphase wird ein genauer Termin festgelegt, an dem man definitiv die letzte Zigarette raucht. Diese Methode gilt als die effektivste.

- Reduktionsmethode: Hier wird ebenfalls nach einer ausführlichen Vorbereitung ein Rhythmus festgelegt, nach dem man die Zahl der täglichen Zigaretten kontinuierlich reduziert.

Sie finden auf den folgenden Seiten einige Möglichkeiten, Nichtraucher zu werden.

Natürlich gibt es viel mehr – erwähnt werden sollen aber vor allem die wirksamsten Techniken, um Ihnen ein „Herumprobieren" mit evtl. frustrierendem Ergebnis zu ersparen.

RAUCHEN, DIE SCHLIMMSTE „INNENRAUMBELASTUNG"

Warum mit dem Rauchen aufhören? Es gibt keine Lungenerkrankung, die nicht durch Tabakrauch verschlimmert wird, das gilt auch und gerade für die COPD bzw. die chronische Bronchitis. Wir hatten es an anderer Stelle schon kurz erwähnt: Aus dem Zigarettenrauch konnten bisher mehr als 4000 verschiedene Inhaltsstoffe isoliert werden, die meisten davon sind gesundheitsschädlich, über 40 krebserregend. Doch es kommt noch schlimmer: Auch der so genannte „Ne-

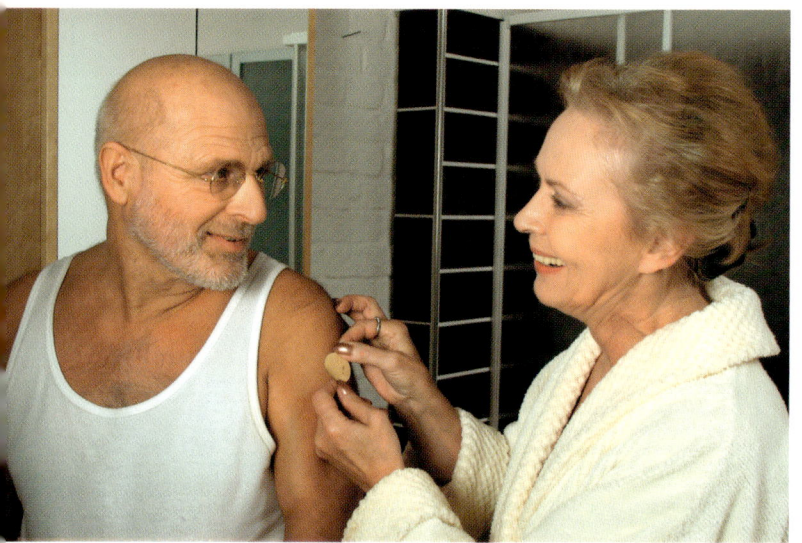

Nikotinpflaster

benstromrauch" der glimmenden Zigarette ist als Qualm selbst für Passivraucher schädlich. Auf den Punkt: Neun von zehn COPD-Betroffenen haben ihre Beschwerden dem Glimmstängel zu verdanken.

Leiden Sie also unter einer COPD, sollten Sie zum einen nicht selber rauchen, aber auch in Ihrer Gegenwart sollte der blaue Dunst tabu sein. Der Rauch reizt nicht nur die Schleimhäute, sondern er zerstört, wie bereits erwähnt, die feinen Flimmerhärchen, die eine wichtige Rolle bei der Reinigung der Atemluft spielen, und er zerstört vor allem auch die Lungenbläschen, so dass sich ein Lungenemphysem entwickeln kann. Außerdem begünstigt er die Entzündung der Bronchialschleimhaut. Bitten Sie deshalb auch Ihren evtl. rauchenden Lebenspartner um Rücksichtnahme. Vielleicht können Sie ja auch zusammen aufhören – denn gemeinsam ist man stärker!

MEDIKAMENTÖSE ENTWÖHNUNG

Sie sind mit Sicherheit schon einmal auf Nikotinpflaster, Nikotinkaugummis oder Nasensprays in der Apotheke gestoßen. Neuerdings gibt es auch verschreibungspflichtige Präparate. Diese Mittel sollen allesamt helfen, die Symptome nach der letzten Zigarette im Zaum zu halten. Wie stark man auf den Entzug reagiert, hängt auch immer vom persönlichen Rauchverhalten ab.

Das Nikotin ist bei der medikamentösen Raucherentwöhnung in den Nikotinersatzpräparaten enthalten. Diese führen dem Körper zeitlich begrenzt Nikotin zu, ohne dabei den Organismus, mit den zahlreichen im Zigarettenrauch enthaltenen Giftstoffen (sog. Noxen), zu belasten.

NIKOTIN-PFLASTER

Die Anwendung ist einfach: Das Pflaster wird morgens nach dem Aufstehen auf eine unauffällige Stelle der Haut geklebt. Es gibt dann über mehrere Stunden gleichmäßig Nikotin an den Körper ab. Sie sollten darauf achten, ein 24-Stunden-Pflaster anzuwenden, da nur damit ein gleichmäßiger Nikotinspiegel über den ganzen Tag sichergestellt ist. Entzugserscheinungen bleiben dann so erst einmal aus. Von dem „Zigaretten-Nesteln" mal abgesehen. Nach einigen Wochen wird die Dosis langsam reduziert. Im Idealfall nimmt man das Pflaster gar nicht mehr wahr oder vergisst es. Geeignet ist das Pflaster für mittlere und ausgeprägte Entzugserscheinungen.

NIKOTINKAUGUMMIS & NASENSPRAYS

Die Kaugummis sollen gerade dem Konfliktraucher in Stresssituationen helfen, auf den rettenden Griff zur Zigarette zu verzichten. Kaugummi statt Glimmstängel. Die Wirkung ist dieselbe. Das Nikotin gelangt schnell in den Körper und entfaltet dort seine beruhigende Wirkung. Der Genuss lässt dabei aber oft zu wünschen übrig. Das Nikotin hinterlässt nicht selten einen bitteren und pelzigen Geschmack im Mund.

Ein weitere Möglichkeit sind Nasensprays, in denen Nikotin enthalten ist. Man sprüht bei Bedarf den Wirkstoff in die Nase. Das Nikotin wird dann von den Schleimhäuten aufgenommen. Die Entzugssymptome werden in kurzer Zeit gelindert.

Grundsätzlich gilt: All diese Hilfsmittel sollten Sie nicht unüberlegt anwenden. Denn wie alle Medikamente haben auch sie Nebenwirkungen. Außerdem besteht die Gefahr von Wechselwirkungen mit anderen Medikamenten. Ihr Arzt wird Ihnen das richtige Medikament empfehlen, je nach Ihrem persönlichen Rauchverhalten. Nichtsdestotrotz sollten Sie das Thema Rauchen zusammen mit Ihrem koordinierenden Arzt aktiv angehen.

VERHALTENSTHERAPIE

Diese Methode ist zweifelsohne eine der erfolgreichsten Maßnahmen, um vom blauen Dunst loszukommen. Häufig wird die Verhaltenstherapie auch mit Nikotinersatzpräparaten kombiniert. Teilnehmen kann man an Einzelberatungen oder Gruppenkursen. Diese werden entweder über einige Wochen ange-

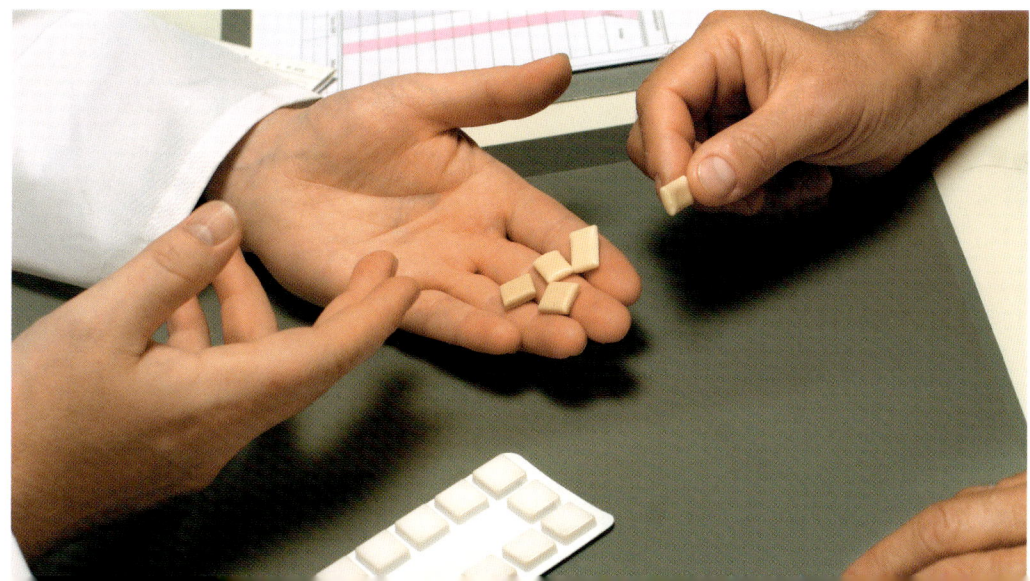

WELCHER RAUCHERTYP BIN ICH?

BESCHREIBUNG	RAUCHERENTWÖHNUNG
Der Genussraucher: Er hat Spaß an jeder Zigarette und sieht keinen Grund aufzuhören. Der Glimmstängel ersetzt nach einem guten Essen den Nachtisch und füllt den ein oder anderen schönen Moment abends auf der Terrasse mit Ruhe aus. Er bemerkt noch keine Beeinträchtigungen durch das Rauchen. Das heißt aber nicht, dass er noch keine dauerhaften Schädigungen durch den Zigarettenkonsum erlitten hat. Sie sind eben einfach noch nicht so sehr spürbar.	Meist einfach. Wenig Entzugserscheinungen.
Der Konfliktraucher greift zur Zigarette, wenn er sich im wahrsten Sinne des Wortes „Luft" verschaffen will. Unter Stress raucht er schon mal doppelt so viel wie in Ruhe. Der blaue Dunst ist für ihn Beruhigungsmittel und Konzentrationsförderer in einem. Durch den hohen Konsum unter Anspannung können schon mal 20 Zigaretten und mehr pro Tag zusammenkommen.	Bei einer Raucherentwöhnung spielt vor allem die psychologische Betreuung eine große Rolle. Mittlere Entzugserscheinungen. Hohe Rückfallgefahr unter Stress.
Der süchtige Raucher kann nicht mehr ohne. Sein täglicher Zigarettenkonsum ist unabhängig von Stress und Ärger. Er braucht sein Pensum. Häufig sind sich süchtige Raucher über ihre Abhängigkeit im Klaren, schaffen es aber einfach nicht aufzuhören.	Schwierig. Meist ausgeprägte Entzugserscheinungen.

boten, oder aber man besucht sog. Kompaktkurse. In diesen mehrstündigen Seminaren werden Sie auf den Verzicht des Glimmstängels vorbereitet.

Folgende Fragen werden Ihnen in diesen Kursen beantwortet:

- Welcher Rauchertyp bin ich?
- Welche Gründe sprechen für ein Aufhören?
- Wie kann ich den Ausstieg vorbereiten?
- Wie gehe ich mit kritischen Situationen um?
- Kann ich soziale Unterstützung bekommen?
- Wie begegne ich möglichen Rückfällen?
- Wie kann ich mich für kleine Erfolge belohnen?

Die erfolgreichste Methode auf dem Weg zum Nichtraucher sind so genannte Multimodale Programme. Sie verbinden Verhaltenstherapie, soziale Unterstützung und eine medikamentöse Therapie der Nikotinabhängigkeit. Die Kombination verschiedener Maßnahmen kann die Erfolgsquoten bei der Raucherentwöhnung steigern.

5 SCHRITTE ZUM NICHTRAUCHER

Der Weg zum Nichtraucher kann in fünf Schritten erfolgen.

1. Zuerst wird festgestellt, ob Sie Raucher oder Nichtraucher sind. Als Raucher gelten Sie, wenn Sie insgesamt in Ihrem ganzen Leben mehr als 100 Zigaretten geraucht haben. Rauchen Sie nicht mehr, gelten Sie als Ex-Raucher.

2. Sie werden in einem ersten Gespräch zum Nikotinverzicht aufgefordert. Dabei geht es vor allem darum, dass Sie sich mit den klaren und starken Argumenten für eine Raucherentwöhnung befassen. Außerdem sollten Sie sich klar darüber werden, dass ein direkter Zusammenhang zwischen dem Rauchen und dem Verlauf Ihrer COPD besteht.

3. Beim dritten Schritt geht es darum, ob Sie bereit sind, mit dem Rauchen aufzuhören. Wenn Sie noch nicht überzeugt sind und nicht von der Zigarette lassen wollen, dann sollte noch ein intensives Gespräch folgen, das Ihnen die enorme Bedeutung der Raucherentwöhnung für die gesamte Therapie offen legt.

4. Wenn Sie bereit sind aufzuhören, kommt jetzt die Stunde des Ausstiegsplans. Darin wird ein konkretes Datum festgelegt und das weitere Vorgehen besprochen.

5. Als letzter Schritt folgt die Vereinbarung eines Folgetermins, möglichst in der ersten Woche nach dem Ausstieg, bei dem es um die Rückfallvorbeugung geht. Außerdem wird ein Katalog entwickelt, welche Gegenmaßnahmen im Falle eines Rückfalls anzuwenden sind.

ALTERNATIVE RAUCHERENTWÖHNUNG

ENTSPANNUNG

Generell kann man sagen, dass jegliche Art von Entspannung ein wirksames Mittel gegen

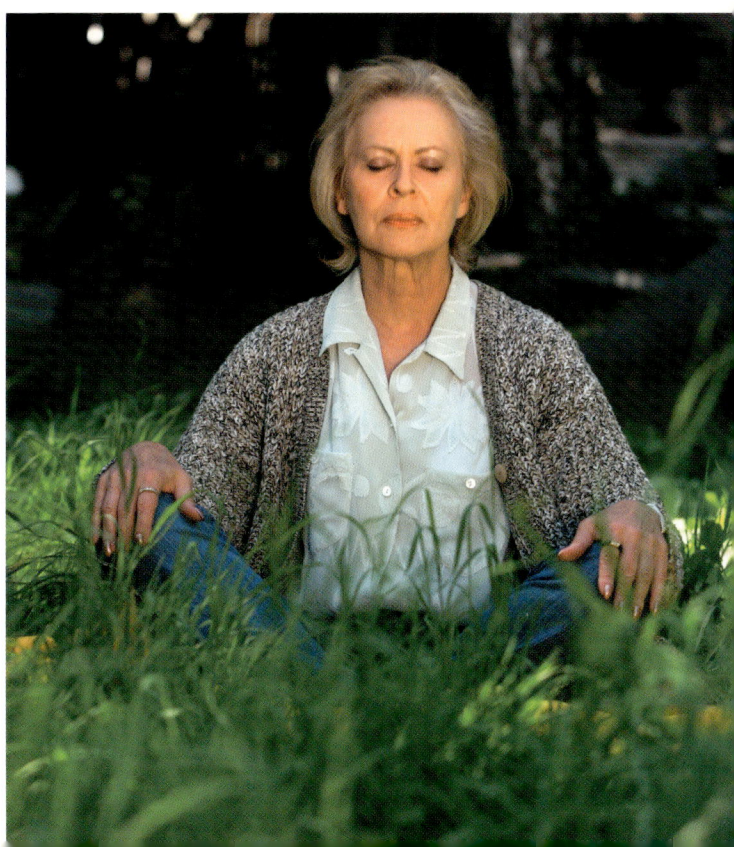

Stress ist und sie deshalb Entzugserscheinungen wie Unruhe oder Unausgeglichenheit abmildern kann. Verschiedene Techniken (z. B. autogenes Training oder progressive Muskelentspannung) können bei einer Raucherentwöhnung hilfreich sein.

HYPNOSE

Eine Hypnose soll über eine „normale Entspannung" hinausgehen. Viele Raucher wählen diese Methode, obwohl eine Wirksamkeit bei der Tabakentwöhnung bislang noch nicht durch Studien nachgewiesen werden konnte. In der Praxis zeigen sich aber bei einigen Rauchern deutliche Erfolge. Daher gilt: Vielleicht ist diese Methode der fehlende Baustein auf Ihrem Weg zum Nichtraucher. Klappt es trotzdem nicht, lassen Sie sich nicht entmutigen!

AKUPUNKTUR

Auch die Akupunktur ist eine medizinische Methode, die gerade für die Schmerztherapien eine große Rolle spielt. Dabei werden kleine Nadeln an bestimmten Punkten des Körpers in der Haut platziert. Das klingt schmerzhafter, als es ist. Im Gegenteil, es soll bestimmte Körper-Prozesse und -Mecha-

nismen unterbrechen oder anregen. Je nachdem, welche Indikation der Akupunktur zu Grunde liegt. Bei der Raucherentwöhnung gibt es – ähnlich wie bei der Hypnose – leider noch keine aussagekräftigen Untersuchungen, die eine Wirksamkeit belegen. Die Kosten müssen daher von den Betroffenen selbst übernommen werden.

VORTEILE, WENN SIE AUFHÖREN

Was habe ich davon, wenn ich aufhöre? Sicherlich hat Ihr Arzt mit Ihnen bereits darüber gesprochen. Seine Argumente sollen hier nicht wiederholt werden. Nur dieses eine: Die medikamentöse Therapie einer chronisch atemwegsverengenden Bronchitis bzw. einer COPD kann nur wenig ausrichten, wenn Sie weiter rauchen.

Die Raucherentwöhnung ist die einzige Möglichkeit, die ständige Verschlechterung der Lungenfunktion durch die COPD zu verlangsamen, die Beschwerden spürbar zu verbessern und Ihnen zu mehr Lebensqualität zu verhelfen. Nebenstehende Übersicht zeigt, was im Körper passiert wäre, wenn Sie zum 1. Januar 2000 das Rauchen aufgegeben hätten; ein Datum, das viele zum Anlass genommen haben, ihre Sucht in den Griff zu bekommen.

Zumindest einige der aufgeführten Zeiträume sehen auf den ersten Blick sehr lange aus. Doch schon nach wenigen Tagen oder Wochen macht sich in vielen Fällen bereits eine spürbare Verbesserung Ihrer Beschwerden bemerkbar. Denken Sie daran, wie wenig Luft Sie in fünf oder zehn Jahren haben werden, wenn sich Ihre Lungenfunktion und damit Ihre Belastbarkeit weiter so verschlechtert wie im gleichen zurückliegenden Zeitraum. Die Lunge hat große Reserven. Bis man eine Atemnot spürt, ist bereits viel verloren gegangen, und dann geht es Ihnen immer schneller immer schlechter! Ihr koordinierender Arzt kann Sie sicherlich mit noch weiteren Vorteilen für Ihre ganz individuelle Situation überzeugen.

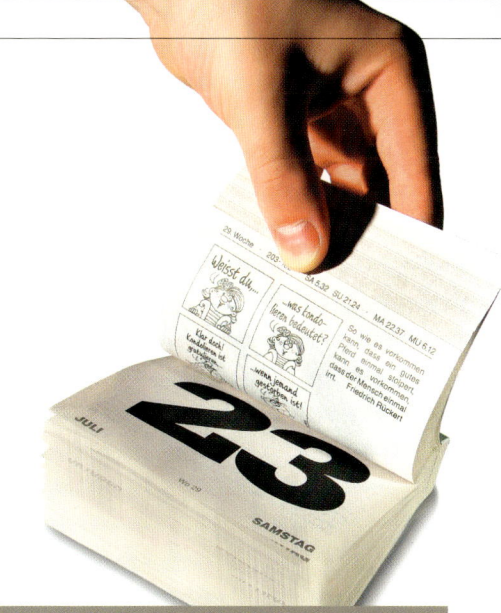

LETZTE ZIGARETTE AM 1. JANUAR 2000 UM 00:00 UHR	
00:02 h:	Der Nikotinspiegel sinkt ab.
00:20 h:	Die Herzfrequenz und die Körpertemperatur normalisieren sich.
08:00 h:	Der Kohlenmonoxidspiegel im Blut erreicht fast wieder ein normales Niveau. Das Verhältnis von Sauerstoff und Kohlenmonoxid im Blut hat sich zu Gunsten des Sauerstoffs verschoben.
2. Januar 2000:	Das Herzinfarktrisiko sinkt.
3. Januar 2000:	Sie riechen und schmecken wieder besser.
1. Februar 2000:	Positive Effekte für die Atmungsorgane treten ein. Abgeschlagenheit und Kurzatmigkeit lassen allmählich nach.
1. März 2000:	Erste positive Effekte auf die Lungenleistung treten ein. Die Lungenkapazität kann sich um bis zu 30 % verbessern.
1. Januar 2001:	Die Minderdurchblutung des Herzmuskels ist nur noch halb so stark ausgeprägt wie bei Rauchern.
1. Januar 2005:	Das Schlaganfallrisiko sinkt stetig weiter.
1. Januar 2010:	Das Risiko von Krebserkrankungen an Lunge, Atemwegen oder Speiseröhre ist nur noch halb so groß.
1. Januar 2015:	Das Risiko von Herz-Kreislauf-Erkrankungen ist so groß wie bei einem Nichtraucher.

Quelle: American Cancer Society

BRONCHIENSCHÄDIGENDE STOFFE UND IHRE VERMEIDUNG

BRONCHIENSCHÄDIGENDE STOFFE	VERMEIDUNG
Kalksandstein, Glas- und Steinwolle	Vor allem in der Baubranche werden diese Stoffe eingesetzt, die im Verdacht stehen, die chronische Entzündung der Bronchien zu fördern. Meiden Sie diese Stoffe; es gibt Alternativen.
Giftige Gase und Dämpfe	In der Arbeitswelt gelten strenge Richtlinien, was bestimmte Stoffe angeht. Im privaten Bereich wird aber beispielsweise immer noch so genanntes Reinigungsbenzin eingesetzt. Das enthaltene Benzol kann eine Entzündung verschlimmern und sogar Krebs auslösen. Lassen Sie am besten Ihren Keller nach Schadstoffen, wie Benzin, Lacke oder Lösungsmittel, durchforsten und entsorgen die Reste fachgerecht.
Feinstaub	Im sichtbaren Staub, z. B. in der Landwirtschaft, sind auch immer Kleinstpartikel enthalten. Unsere oberen Atemwege können diese Feinstaubpartikel nicht filtern. Sie gelangen tief in die Bronchien. Vermeiden Sie starke Staubquellen, so dies möglich ist.
Passivrauchen	Wie bereits erwähnt, ist das Passivrauchen fast ebenso schädlich, wie der aktive Tabakkonsum. Sprechen Sie Freunde und Familie darauf an. Sie können sicherlich mit viel Verständnis rechnen. Im Restaurant sollten Sie auf einen Tisch in der Nichtraucherzone bestehen. Und im Sommer am besten draußen sitzen.

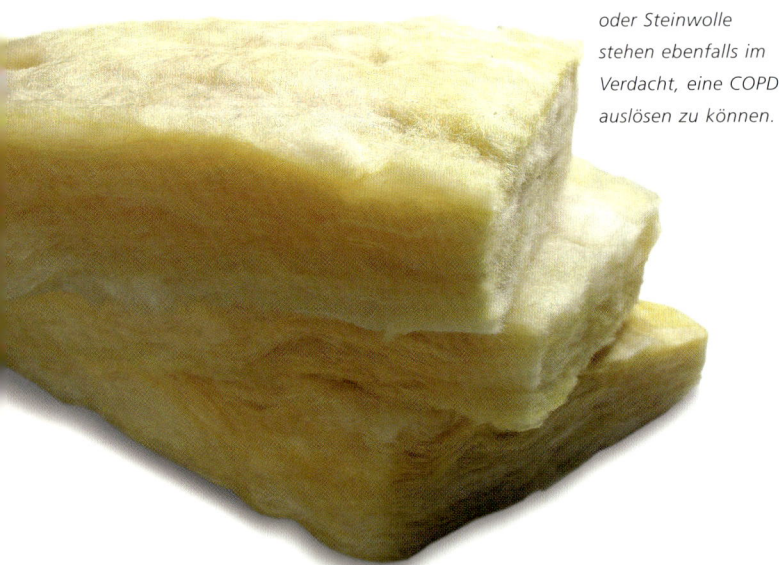

Reizstoffe wie Glas- oder Steinwolle stehen ebenfalls im Verdacht, eine COPD auslösen zu können.

ANDERE URSACHEN VERMEIDEN

Obwohl das Rauchen Ursache Nr. 1 für eine chronisch atemwegsverengende Bronchitis bzw. COPD ist, gibt es auch andere Ursachen, die häufig über Jahre die Bronchien schädigen können. Wenn bei Ihnen eine COPD festgestellt wurde und Sie sind kein Raucher, hat Ihr Arzt sicherlich – neben anderen weiterführenden Untersuchungen – Ihr Arbeits- und Lebensumfeld genau unter die Lupe genommen.

Es kommt jetzt darauf an, die sog. Noxen, so nennen Ärzte die Gift- und Reizstoffe, die Ihre Lunge schädigen können, zu vermeiden. Auslöser können im Beruf, aber auch zu Hause auftreten, z. B. wenn jemand ein bestimmtes Hobby ausübt.

Sport und COPD

Viele Betroffene sind unsicher, was körperliche Bewegung anbelangt und schonen sich, um die gefürchtete Anstrengungsatemnot zu vermeiden. Dabei ist genau das der Fehler. Die Muskeln werden weniger gebraucht und bilden sich zurück, auch die Atemmuskulatur. Die allgemeine Fitness lässt nach bzw. wird erst gar nicht wieder aufgebaut. Die Folge: Viele Betroffene reduzieren daraufhin jegliche Art von Anstrengung, aus Angst wieder eine Atemnot zu erleben – ein Teufelskreis.

Dabei kann gerade Ausdauertraining einen positiven Einfluss auf die gesamte körperliche Verfassung und somit auch auf die COPD haben. Es gibt zwei Möglichkeiten, die Leistungsschwäche der Lungen zu verbessern. Einerseits wird Bewegung, die den ganzen Körper mit einschließt, gerade bei COPD empfohlen. Andererseits haben Betroffene die Möglichkeit, die Atemmuskulatur direkt zu trainieren.

DIE LUNGE FIT HALTEN

Es gibt unzählige Angebote, die mit der Bezeichnung Lungensport versehen sind. Doch bevor Sie sich entschließen, daran teilzunehmen, sollten Sie einige Hinweise beachten:

– Besprechen Sie mit Ihrem Arzt, welche Sportart geeignet ist und wie viel Sie sich zumuten können und sollen.

– Führen Sie vor den Übungen immer eine kurze Aufwärmphase durch.

– Setzen Sie ganz bewusst während des Trainings immer wieder die Lippenbremse

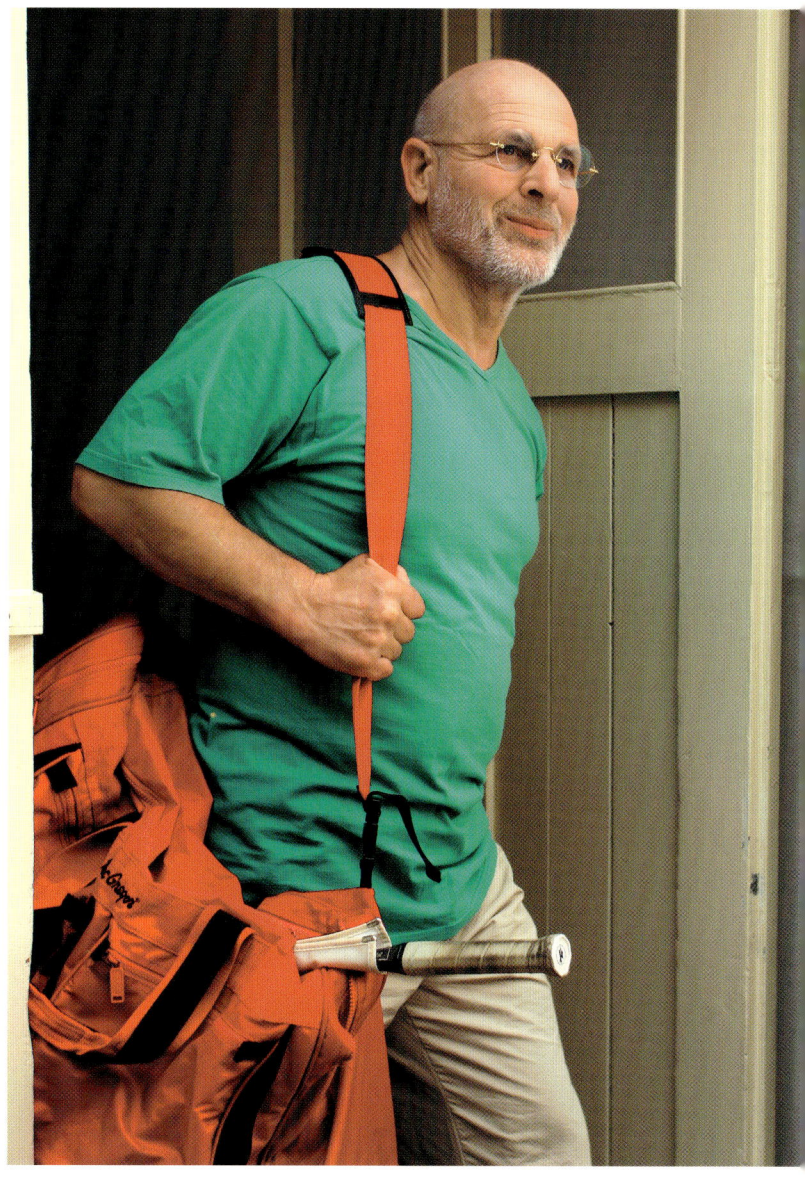

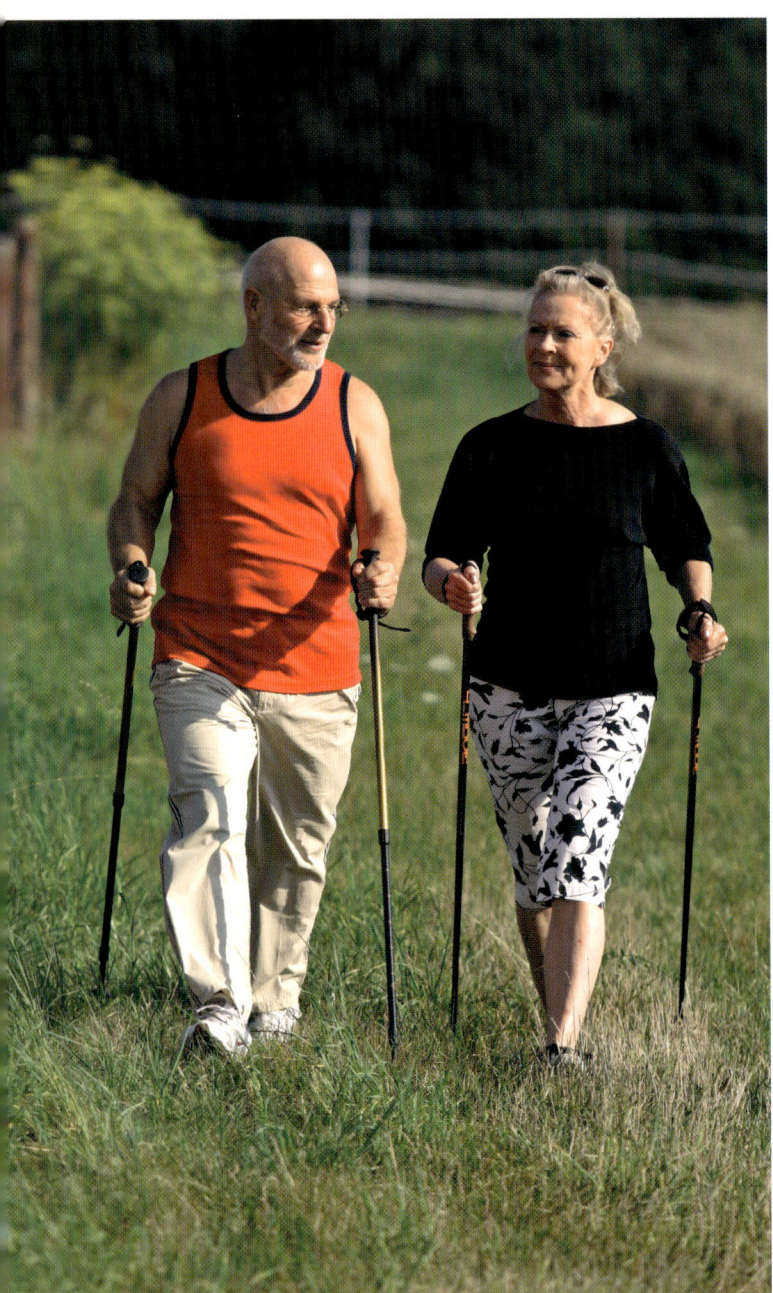

ein (siehe S. 71), um einer eventuellen Atemnot vorzubeugen.

– Führen Sie ein Trainingsbuch, in das Sie Zeit, Dauer und Art der Übung eintragen.

– Steigern Sie die Übung erst langsam und ganz allmählich. Wichtig ist, dass Sie regelmäßig trainieren, also mindestens einmal pro Woche. Je weiter Ihre Erkrankung fortgeschritten ist, desto eher sollten Sie versuchen, täglich zu trainieren, 10 bis 15 Minuten lang. Bleiben Sie dran! Fangen Sie erst mit ein paar Minuten an. Sie können eine Trainingseinheit dann bis zu einer halben Stunde ausdehnen. Ihr Ziel sollte es sein, den Sport in Ihren Alltag einzubinden. Das Training darf nicht als Belastung wahrgenommen werden – es soll Spaß machen! Auch wenn es einige Wochen bis zu diesem „Wohlfühlerlebnis" dauern wird.

– Halten Sie immer ein schnell wirkendes bronchienerweiterndes Medikament bereit. Nur für den Fall der Fälle. Sie können Ihr Bedarfsspray auch vorbeugend vor Belastungen, also auch vor Ihrem Training, einsetzen.

– Nach dem Sport sollten Sie nicht abrupt aufhören. Gönnen Sie sich noch einige Dehnübungen und lassen Sie die Anstrengung ausklingen.

– Sollten beim Sport Schmerzen oder Schwindel auftreten oder Sie das Gefühl einer schnell zunehmenden Atemnot verspüren, beenden Sie die Übungen und in-

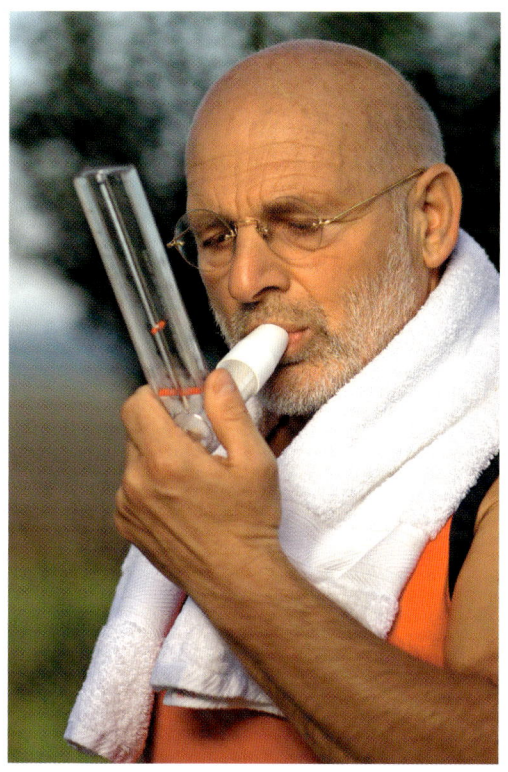

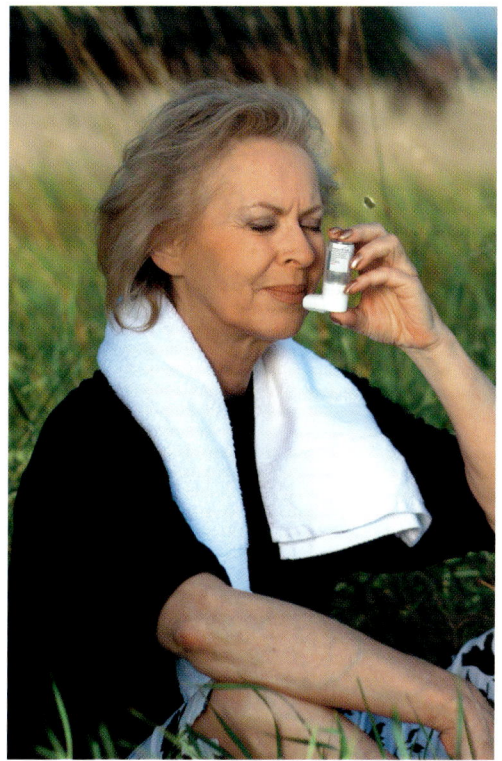

formieren Sie beim nächsten Besuch Ihren Arzt darüber. Besprechen Sie vor Beginn des Trainings mit ihm, wie Sie sich in einem solchen Fall verhalten sollten.

In Deutschland gibt es mittlerweile immer mehr Lungensportgruppen, die kontrolliertes Training unter fachkundiger Anleitung anbieten. Neben der körperlichen Bewegung haben Sie bei den Treffen auch die Möglichkeit, mit anderen Betroffenen ins Gespräch zu kommen und sich auszutauschen.

Betreut wird eine Lungensportgruppe von speziell geschulten Übungsleitern. In ausführlichen Kursen werden diese Trainer über die verschiedenen Lungenerkrankungen, aber auch die sportlichen Möglichkeiten und die Belastbarkeit der Betroffenen fortgebildet.

FÜR AUSDAUER UND GESCHICKLICHKEIT

Hier haben sich vor allem Ausdauersportarten bewährt. Die Programme sind extra auf die Anforderungen von Menschen mit eingeschränkter Lungenfunktion (COPD, Asthma bronchiale etc.) zugeschnitten. Geeignet sind Lungensportgruppen für Patienten mit leichter und mittlerer COPD.

Zum Beginn einer Trainingsstunde sollte immer der aktuelle Peakflow-Wert ermittelt werden (siehe S. 27, 28). So kann Ihre ganz persönliche Tagesform festgestellt werden. Je nachdem, wie stark Ihre Lungenfunktion eingeschränkt ist, bieten sich für Sie ganz unterschiedliche Übungen an.

Betroffene mit leichter COPD können stärker belastet werden; Menschen mit niedrigen Peakflow-Werten sollten weniger anstrengende Übungen durchführen. Wie gesagt, die Trainer dieser Sportgruppen sind speziell für

WELCHES TRAINING IST FÜR MICH GEEIGNET?

SCHWEREGRAD	ÜBUNGEN
Leichte COPD	Schwimmen, Rad fahren (auch auf dem Ergometer oder zu Hause mit einem Heimtrainer), Jogging oder Walking, Wandern, Tanzen
Mittlere COPD	Koordinations- und Dehnübungen, leichte Ausdauersportarten
Schwere COPD	Atemübungen, Entspannungstechniken, leichtes Intervalltraining für Arme, Beine und Atemmuskulatur, Gehtraining

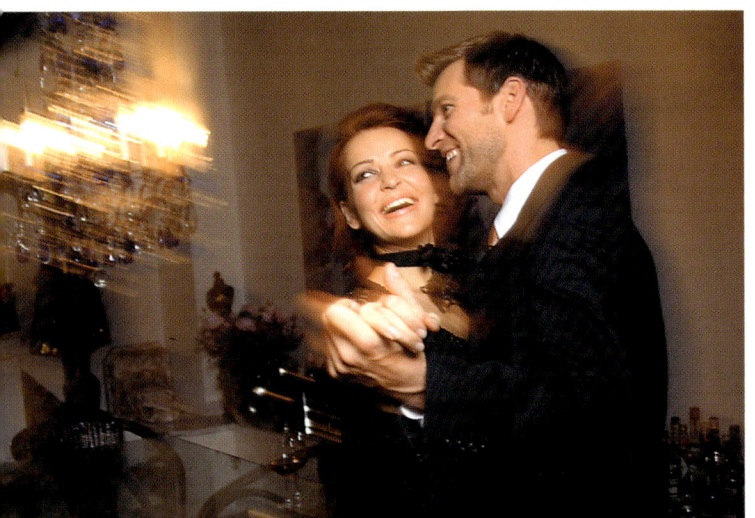

diese Gesundheitsstörungen ausgebildet und tragen deshalb auch in den meisten Fällen den Titel „Fachübungsleiter für Lungensport". Dort sind Sie auf jeden Fall in guten Händen.

Die Übungseinheiten sind immer ähnlich aufgebaut und dauern zwischen 60 und 90 Minuten bei leichten Krankheitsformen. Sie beginnen meist mit einem einleitenden Gespräch und einer Peakflow-Messung. Anschließend geht es weiter mit einer Aufwärmphase, funktioneller Gymnastik und einer weiteren Peakflow-Messung zur Kontrolle.

Sie werden sich sicherlich fragen, welche Sportart nun für Sie geeignet ist. Hier lässt sich keine pauschale Antwort geben, da es bei der Wahl immer auf Ihren persönlichen Hintergrund und Ihre Vorlieben ankommt.

Vielleicht haben Sie früher schon einmal leidenschaftlich eine bestimmte Sportart ausgeführt? Oder sind Sie begeisterter Tänzer (gewesen)? Für Sie ist bestimmt die richtige Sportart dabei – einzige Einschränkung ist, dass Sie sich nicht übernehmen.

Bei schwerer COPD kann das Training nur wenige Minuten pro Einheit betragen und muss öfter von Pausen und Entspannungsübungen unterbrochen werden. Dafür sollte der schwer kranke COPD-Betroffene öfter am Tag üben, bei einer Sauerstofflangzeittherapie mit erhöhter Sauerstoffzufuhr während des Trainings.

Jetzt geht das Training richtig los. Es beginnt mit etwa 20 Minuten Ausdauer und Koordinationstraining. Die Übungen werden nach Ihrem persönlichen COPD-Schweregrad individuell mit Ihnen abgestimmt.

Nachdem Sie sich jetzt richtig „ausgepowert haben", folgen zum Abschluss noch etwa zehn Minuten Gymnastik und Atemtherapie, bevor das Training mit Entspannungs-

übungen und Dehnen abgeschlossen wird. Am Ende folgt noch eine abschließende Peakflow-Messung. All diese Messungen sollten Sie in Ihr Patiententagebuch eintragen, so dass Ihr Arzt eine Veränderung Ihrer Werte auch beim Lungensport lückenlos nachvollziehen kann.

ZUSÄTZLICHES ATEMTRAINING – SPORT FÜR DIE LUNGE

Besonders für Betroffene mit leichter und mittelschwerer COPD bietet sich ein solches unterstützendes Training der so genannten

Wie finde ich eine Lungensportgruppe in meiner Nähe?

Es gibt verschiedene Möglichkeiten herauszufinden, wo die nächste Lungensportgruppe trainiert. Fragen Sie dazu am besten Ihren koordinierenden Arzt. Außerdem sind bei entsprechenden Fachverbänden Verzeichnisse im Internet (www.lungensport.de) oder über den Postweg erhältlich.

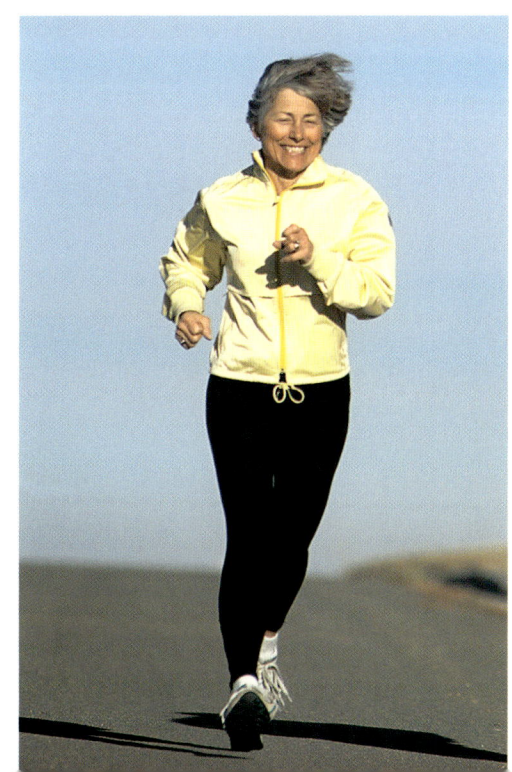

Inspirationsmuskulatur an. Dabei atmen Sie in ein spezielles Gerät, in dem sich ein Ventil befindet. Dieses Ventil kann dem Atem einen einstellbaren Widerstand entgegensetzen. Bei einer täglichen Anwendung, die nicht länger dauern muss als 10 bis 15 Minuten, kann sich nach einiger Zeit eine Verbesserung der Lungenleistung einstellen. Wichtig ist nur, dass der Widerstand nicht zu hoch eingestellt wird. 30 % sollten für den Aufbau der Atemmuskulatur ausreichen.

ZUSAMMENFASSUNG

Die regelmäßige Durchführung von speziellem Lungensport ist ein Tipp, den man Ihnen wärmstens ans Herz legen kann. Vorher sollten Sie aber unbedingt mit dem Arzt sprechen, damit er mit Ihnen gemeinsam die ideale Sportgruppe finden kann. Sie werden schnell merken: Nicht nur der Sport macht Spaß. Die Geselligkeit und die Vorteile für Ihre Gesundheit werden sicherlich die Begeisterung für den Sport entfachen.

Sollten Sie sich überfordert fühlen oder einfach nicht der Typ für Sport in der Gruppe sein, können Sie versuchen, mit individuellen Übungen mehr für Ihre Atemfitness zu tun.

Zahlreiche Studien haben gezeigt, dass die Atmung und das Gesamtbefinden von der körperlichen Aktivität profitieren und sogar Exazerbationen, also akute Verschlimmerungen, seltener werden. Ein Versprechen ist das natürlich nicht. Fassen Sie den Sport einfach als Chance auf, wieder einmal aktiv etwas für Ihre Lebensqualität zu tun.

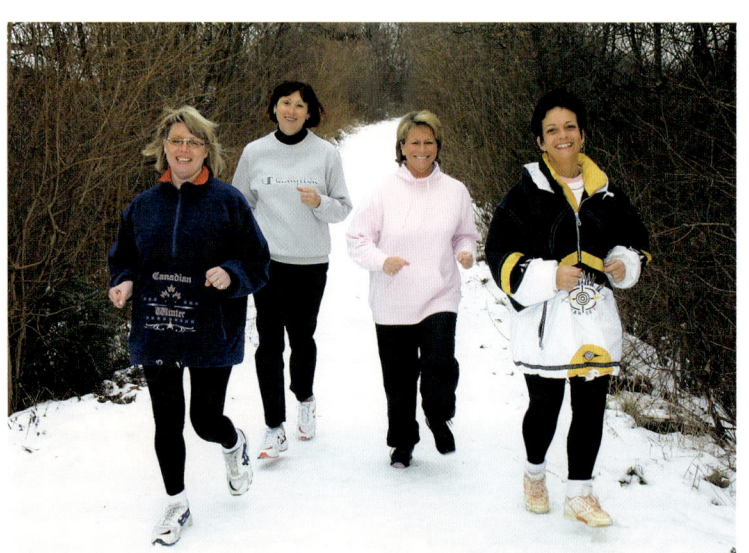

Unser Service für Sie:
Adressen, die Ihnen weiterhelfen können!

Patientenliga Atemwegserkrankungen e. V.
Berliner Straße 84, 55276 Dienheim
Tel.: (0 61 33) 35 43 · Fax: (0 61 33) 92 45 57
www.patientenliga-
atemwegserkrankungen.de
E-Mail: pla@patientenliga-
atemwegserkrankungen.de

Deutscher Allergie- und Asthmabund e. V. (DAAB)
Fliethstraße 114, 41061 Mönchengladbach
Tel.: (0 21 61) 81 49 40 · Fax: (0 21 61) 8 14 94 30
www.daab.de
E-Mail: info@daab.de

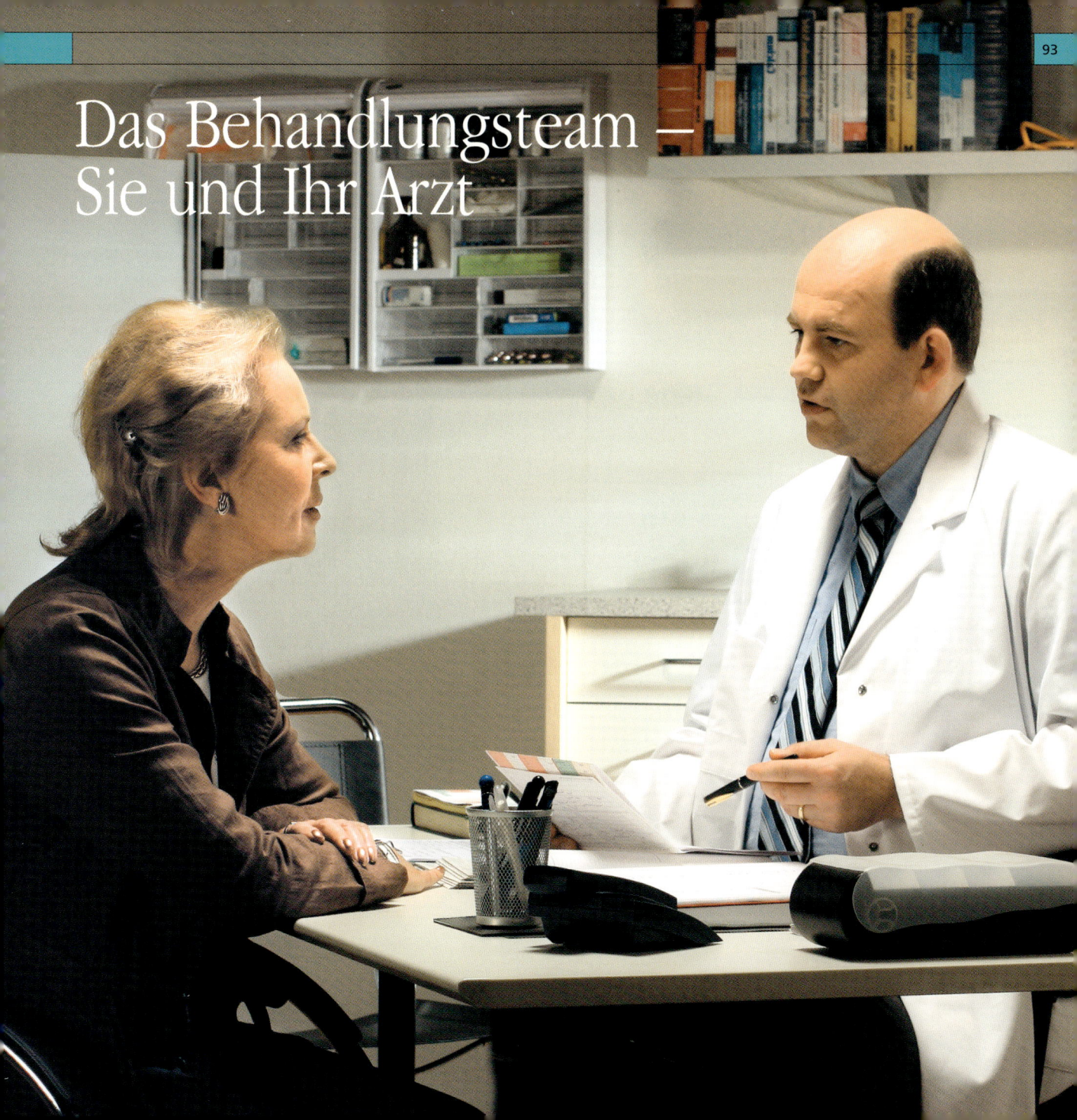

Das Behandlungsteam –
Sie und Ihr Arzt

DMP – Vorteile für Patient und Arzt

DMP, eine Abkürzung, die für Disease-Management-Programm steht. Dieser Begriff beschreibt eine langfristige Zusammenarbeit von Patienten, Ärzten und Krankenkassen. Disease-Management bedeutet aber auch, dass Sie aktiv in die Behandlung mit einbezogen werden. Mehr noch: Sie als Betroffener sollten aktiv an dem Programm teilnehmen und damit Ihr Schicksal ein Stück weit selbst in die Hand nehmen. Eine große Chance.

Die Programme beinhalten neben regelmäßigen Arzt-Patienten-Gesprächen und medizinischen Kontrolluntersuchungen auch grundlegende Hintergrundinformationen und praktische Schulungen. So werden Sie ausführlich weitergebildet und aktiv in die Behandlung mit einbezogen. DMP bedeutet jedoch auch einen eigenverantwortlichen Umgang mit der Erkrankung. Denn nur wer über die Medi-

kamente und das richtige Verhalten im Notfall Bescheid weiß und sicher handelt, kann z. B. mit einer akuten Atemnot besser umgehen.

DER AKTIVE PATIENT

Gerade in den letzten zwei Jahrzehnten hat sich viel getan im Arzt-Patienten-Verhältnis. Durch konsequente Schulungen wissen die Patienten von heute viel mehr über ihre Erkrankung. Arzt und Patient gehen eine partnerschaftliche Verbindung auf Augenhöhe ein. Dies ist nur konsequent, kommt es doch gerade bei chronischen Erkrankungen auf die intensive Mitarbeit der Patienten an. Je mehr sinnvolles Engagement freigesetzt werden kann, desto besser. Warum diese Chance also ungenutzt verstreichen lassen?

Wieder kann man Studien und deren Resultate zu Rate ziehen. Gerade bei langwierigen Erkrankungen sind ausreichende und verständliche Informationen für die Betroffenen mindestens so wichtig wie die Behandlung selbst. Immerhin sieht der Arzt seine Patienten nur einige Minuten pro Tag – die Erkrankung aber bleibt 24 Stunden. Was liegt näher, als die Betroffenen aktiv einzubinden und sie zu „Experten in eigener Sache" zu machen?

INFORMATION UND SCHULUNG

Die DMP-Programme haben es sich zur Aufgabe gemacht, verständliche Informationen über Erkrankungen wie die COPD zum untrennbaren Bestandteil der Behandlung zu machen. Das genaue Verständnis der veränderten Körperprozesse soll dazu beitragen, ein selbstverantwortliches Handeln möglich

DMP-Vorteile auf einen Blick

- *Regelmäßige Untersuchungen und kontinuierliche Betreuung*
- *Strukturierte Therapie mit erwiesenermaßen wirksamen Medikamenten und Therapien*
- *Genau abgestimmte Behandlung durch den koordinierenden Arzt, Hand in Hand mit Fachärzten, Kliniken und anderen Spezialisten*
- *Umfangreiche Information und Unterstützung im Umgang mit der Krankheit*
- *Angebot von Schulungs- und Behandlungsprogrammen*
- *Vereinbarung von individuellen Therapiezielen, ausgerichtet an Ihrem individuellen Risiko*

zu machen und Notfälle zu vermeiden bzw. im Fall der Fälle richtig zu handeln.

Mehr noch: Die individuelle, regelmäßige Beratung durch den koordinierenden Arzt und die damit verbundenen Tipps für ein möglichst unbeschwertes Leben runden die Therapie ab. Das gilt auch für Schulungen. Diese werden von Fachkräften durchgeführt. Dabei sollen Sie Fähigkeiten und Fertigkeiten erwerben, mit denen Sie aktiv Ihren Krankheitsverlauf positiv steuern können.

TEILNAHMEBEDINGUNGEN

Für die Aufnahme in das DMP-Programm sind verschiedene Kriterien zu erfüllen. Zunächst muss natürlich festgestellt werden, ob Sie wirklich an einer chronisch atemwegsver-

engenden Bronchitis bzw. COPD leiden. Nur dann macht die Teilnahme Sinn. Entweder stellt der Arzt dies unmittelbar fest, oder aber ein früherer Befund, der nicht älter als ein Jahr sein sollte, weist die Erkrankung nach.

Die Diagnose besteht aus einem Arzt-Patienten-Gespräch, der sog. Anamnese, und einer körperlichen Untersuchung sowie einem Lungenfunktionstest (siehe S. 26, 27). Außerdem ist es wichtig, dass die Teilnahme an dem DMP eine positive Wirkung auf Ihren Krankheitsverlauf haben kann.

Den wichtigsten Part übernehmen Sie. Diese Formulierung wird Sie vielleicht in einem Buch wundern, das von Ärzten geschrieben worden ist und von dem Deutschen Hausärzteverband mit herausgegeben wird. Durch erwiesenermaßen wirksame Schulungsprogramme und zielgerichtete Informationen werden Sie zur Mitwirkung in Ihrer Therapie befähigt. Dazu gehört bspw. wie und wann Sie Ihre Medikamente einnehmen und wie Sie sich und Ihre Lunge fit halten können. Umfangreiche Informationsunterlagen – wie dieses Buch – bekommen Sie zusätzlich mit nach Hause, so dass Sie bei Bedarf nachlesen und das Gelernte im Alltag umsetzen können.

Kann ich auch über meinen Lungenfacharzt am DMP teilnehmen?

In der Regel koordiniert Ihr Hausarzt das Disease-Management-Programm COPD. In Einzelfällen kann diese Aufgabe auch von Lungenfachärzten übernommen werden. Voraussetzung ist aber in jedem Fall, dass der Arzt seine Teilnahme am DMP gegenüber Ihrer Krankenkasse erklärt hat.

Dokumentation des Krankheitsverlaufs

Am Beginn Ihrer Teilnahme an einem Disease-Management-Programm COPD wird der Arzt Ihre Befunde in einer so genannten Erstdokumentation erfassen.

Die meisten Befunde werden später weiter beobachtet und verglichen, um eine Verlaufskontrolle zu erzielen. Veränderungen werden so schnell sichtbar und bestätigen beispielsweise den eingeschlagenen Weg einer Behandlung oder zeigen auf, dass bestimmte Schritte erneut zu überdenken sind. Ihr Arzt bekommt diese Daten in so genannten Feedback-Berichten aufbereitet und erhält sie als Listen zurück. Ihre Krankenkasse wird Ihnen auf der Basis dieser Daten zielgerichtet Informationen zukommen lassen und Sie auf Angebote zum Beispiel für das körperliche Training oder für die Raucherentwöhnung aufmerksam machen. Sie bekommen den Bogen aber auch mit nach Hause und haben so immer die Möglichkeit, nochmals nachzusehen, was der Arzt festgestellt hat. Wir haben Ihnen auf den nächsten Seiten eine Tabelle mit den wichtigsten Punkten der Erstdokumentation zusammengestellt. Sie sehen so auf einen Blick, was hinter den einzelnen Befunden steckt.

Was dokumentiert wird	Bedeutung	Mehr Informationen in diesem Buch
ALLGEMEINE DATEN/BEFUNDE		
DMP-Fallnummer	*Die Auswertung Ihrer Daten erfolgt pseudonymisiert. Mit der DMP-Fallnummer kann Ihr Arzt die Ergebnisse aus den Feedbackberichten, die er bekommt, dann wieder dem einzelnen Patienten zuordnen.*	keine
Körpergröße	*Wird erfasst, um bei der Messung der Einsekundenkapazität die Normalwerte zu errechnen. Faustregel: Körpergröße bei Männern x 25 in ml, Körpergröße bei Frauen x 20 in ml.*	S. 28, 29, 65
Körpergewicht	*Wird benötigt, um die Dosierung einiger Medikamente zu erleichtern.*	S. 76–78
Aktueller Wert der Einsekundenkapazität	*Dies gibt Aufschluss über Ihre Lungenfunktion vor dem Einsatz von bronchienerweiternden Medikamenten.*	S. 28
Diagnose bekannt seit	*Um weitere therapeutische Maßnahmen zu planen, ist es wichtig zu wissen, wie lange Sie bereits in Behandlung sind.*	S. 12, 20

Was dokumentiert wird	Bedeutung	Mehr Informationen in diesem Buch
Raucher/in	Spielt eine große Rolle, da jede Zigarette die Beschwerden verschlimmern kann. Sind Sie Raucher, sollte eines der ersten Behandlungsziele die Raucherentwöhnung sein.	S. 79–85
Andere Luftnot verursachende Begleiterkrankungen	Es können neben COPD auch Asthma, andere Lungenerkrankungen oder Erkrankungen des Herzens Ursache der Symptome sein. Weiter reichende Untersuchungen können hier Aufschluss geben.	S. 13, 24, 25, 103

RELEVANTE EREIGNISSE

Nicht stationäre, notfallmäßige Behandlungen der COPD in den letzten 12 Monaten	Hier geht es darum festzuhalten, wie oft bei Ihnen eine akute Verschlechterung der Lungenfunktion (Exazerbation) oder eine akute Luftnot von einem Notarzt behandelt werden musste. Dies gibt Aufschluss darüber, wie anfällig Ihre Bronchien gegenüber äußeren Einflüssen wie Infektionen oder Anstrengung sind.	S. 52–60
Stationäre, notfallmäßige Behandlungen der COPD in den letzten 12 Monaten	Auch dies sagt etwas darüber aus, wie stabil Ihre Erkrankung war bzw. ist. Es deutet aber auch darauf hin, dass Ihre Therapie kritisch unter die Lupe genommen werden muss, denn eigentlich sollten COPD-Notfälle – und damit auch ein Krankenhausaufenthalt – die Ausnahme sein.	S. 58, 59

TEILNAHMEVORAUSSETZUNGEN: GENERELL IST EINE TEILNAHME AM DMP-PROGRAMM COPD ERST DANN MÖGLICH, WENN DIE EINSEKUNDENKAPAZITÄT UNTER 80 % DES SOLLWERTES LIEGT. ZUSÄTZLICH MUSS MINDESTENS EINES DER FOLGENDEN KRITERIEN ERFÜLLT SEIN.

Nachweis der Obstruktion und der fehlenden bzw. geringen Reversibilitätstests mit Beta-2-Sympathomimetika oder Anticholinergika	Dieser Test zeigt, ob Ihre verengten Bronchien auf Medikamente positiv reagieren. Sie atmen dabei in ein so genanntes Spirometer kräftig aus. Beträgt die Luft, die in einer Sekunde ausgeatmet werden kann (die sog. Einsekundenkapazität) nicht mehr als 70 % von der Menge, die nach maximalem Einatmen wieder ausgeatmet werden kann, deutet das auf eine Verengung der Atemwege hin. Jetzt verabreicht der Arzt ein Medikamentenspray (sog. Beta-2-Sympathomimetika oder Anticholinergikum). Verbessert sich das Ergebnis des Atemtests nach etwa zehn Minuten (Beta-2-Sympathomimetika) bzw. 30 Minuten (Anticholinergika) um nicht mehr als 15 % und nimmt das absolute Luft-Volumen höchstens um bis zu 200 ml zu, ist die Teilnahmevoraussetzung für das DMP-Programm COPD erfüllt.	S. 28, 29

Was dokumentiert wird	Bedeutung	Mehr Informationen in diesem Buch
Nachweis der Obstruktion und Reversibilitätstest mit Glukokortikoiden (oral 14 Tage, inhalativ 28 Tage) in einer stabilen Krankheitsphase	Nach der Spirometrie verordnet der Arzt sog. Glukokortikoide (Cortison), die gegen die Dauerentzündung der Bronchien wirken sollen. Werden die Medikamente als Tablette eingenommen, erfolgt nach zwei Wochen ein erneuter Test, bei Einsatz eines Sprays folgt die nächste Untersuchung nach vier Wochen. Wird jetzt eine Zunahme der Einsekundenkapazität um maximal 15 % und eine Zunahme der ausgeatmeten Luftmenge um nicht mehr als 200 ml gemessen, ist eine Teilnahme am DMP COPD ebenfalls möglich.	S. 28, 29
Nachweis einer Atemwegswiderstandserhöhung, einer Lungenüberblähung oder einer Gasaustauschstörung, falls die relative Einsekundenkapazität (FEV1/VC) größer als 70 % ist und ein radiologischer Ausschluss anderer Erkrankungen als gesichert gilt.	Der Arzt schließt durch eine Röntgenaufnahme des Brustkorbes aus, dass andere Ursachen für die verminderte Lungenfunktion verantwortlich sind. Die Diagnose wird meist mit der Bodyplethysmographie und weiteren Untersuchungen gestellt.	S. 14, 25, 28, 30

AKTUELLE MEDIKATION

Aktuelle COPD-spezifische Regelmedikation erfüllt	Der Arzt gibt an, ob Sie regelmäßig Medikamente nehmen müssen.	S. 32–54
Kurz wirksame Anticholinergika und/oder Beta-2-Sympathomimetika	Hier trägt Ihr Arzt ein, ob Sie Wirkstoffe dieser Substanzgruppen als Dauermedikation oder bei Bedarf bereits anwenden. Beta-2-Sympathomimetika und Anticholinergika erweitern die verengten Bronchien und senken dabei den Widerstand der Atemluft. Die Substanzen sollten bevorzugt inhaliert werden.	S. 34, 36–38

Was dokumentiert wird	Bedeutung	Mehr Informationen in diesem Buch
Lang wirkende Anticholinergika	Gerade in der Dauertherapie haben die lang wirkenden Anticholinergika ihren Platz. Moderne Wirkstoffe sind so gestaltet, dass sie nur einmal täglich angewendet werden müssen.	S. 38
Lang wirkende Beta-2-Sympatho-mimetika	Diese Substanzen zeichnen sich dadurch aus, dass sie die Bronchien beson-ders lange offen halten können. Allerdings setzt ihre befreiende Wirkung meist nicht so schnell ein wie bei denjenigen Beta-2-Sympathomimetika, die im Rahmen der Akut- und Soforttherapie zum Einsatz kommen. In der Regel eignen sie sich deshalb nicht zur Beseitigung einer akuten Atemnot. Sie wer-den als ergänzende Therapie bei mittelschwerer COPD eingesetzt.	S. 36, 37
Theophyllin	In begründeten Fällen kann der Arzt Theophyllin verordnen. Der Wirkstoff gehört zur Gruppe der Xanthine. Sie gelten – trotz ihrer schweren Nebenwirkungen bei Überdosierung – als Mittel der zweiten Reihe vor allem bei der Behandlung mittelschwerer und schwerer COPD-Formen.	S. 46–48
Systemische Glukokortikoide	Wird Cortison als Spray angewendet, kann nur eine verhältnismäßig kleine Menge der Substanz über die Bronchien aufgenommen werden. Reicht das jedoch nicht mehr aus, können so genannte systemische Glukokortikoide in Tablettenform, als Saft oder Spritze verabreicht werden. Wenn dies über längere Zeit der Fall ist, sollte immer ein Spezialist hinzugezogen werden. In den meisten Fällen wird dieses Verfahren aber nur zweite Wahl sein, da es bei dieser Form der Behandlung zu ernst zu nehmenden Nebenwirkungen kommen kann. Als Stoßtherapie bei akuten Verschlechterungen sind Cortisontabletten jedoch unverzichtbarer Bestandteil der Therapie.	S. 48–51
Inhalative Glukokortikoide	Die Wirkstoffe dieser Medikamentenklasse schwächen die Dauerentzündung in den Bronchien ab und machen sie unempfindlicher. Inhaliert wirken sie praktisch nur am Ort des Geschehens und belasten den Organismus kaum. Glukokortikoide werden nicht bei akuten Beschwerden eingesetzt, sondern dienen der Vorbeugung. Sie wirken leider nur bei einem Teil der Patienten, vor allem wenn zusätzlich ein Asthma besteht. Wenn sie keine Besserung erzielen, sollten sie wieder abgesetzt werden.	S. 48–51

Was dokumentiert wird	**Bedeutung**	**Mehr Informationen in diesem Buch**
Sonstige Therapieformen	Hier trägt der Arzt ein, ob Sie beispielsweise bereits eine unterstützende Sauerstofftherapie anwenden. Die dazu erforderlichen Geräte können auch bei Ihnen zu Hause installiert werden. Zusätzlich stehen mobile Einheiten zur Verfügung.	S. 53, 54
SCHULUNGEN		
COPD-Schulung empfohlen	Nicht nur im Rahmen des DMP COPD werden Schulungen für Betroffene angeboten. Sollten Sie bereits vor der Einschreibung an einem solchen Kurs teilgenommen haben, kann dies hier eingetragen und auf eine weitere Schulung kann möglicherweise verzichtet werden.	S. 55, 62–64, 71, 78, 94, 95, 101
COPD-Schulung bereits vor Einschreibung in das strukturierte Behandlungsprogramm wahrgenommen	Schon vor den strukturieren Behandlungsprogrammen gab es Schulungen, in denen der Umgang mit dem Inhalator, dem COPD-Tagebuch oder das Verhalten bei einer akuten Atemnot erlernt werden konnte. Haben Sie bereits an so einer Schulung teilgenommen, wird Ihr Arzt hier „Ja" eintragen.	
Inhalationstechnik überprüft	Hier wird vermerkt, ob Ihr Arzt mit Ihnen Ihre Inhalationstechnik unter die Lupe genommen hat. Denn werden die Inhalatoren und Sprays nicht optimal angewendet, gelangen selbst die besten Medikamente nicht an ihren Zielort in den Bronchien. Eine solche Überprüfung sollte deshalb mindestens einmal pro Jahr stattfinden.	S. 39, 40
BEHANDLUNGSPLAN UND VEREINBARTE ZIELE		
COPD-spezifische Über- bzw. Einweisung veranlasst	Wenn Sie bereits mit Ihrer COPD bei einem anderen Arzt in Behandlung waren bzw. überwiesen worden sind oder auch schon einmal eine Krankenhauseinweisung auf Grund Ihrer Lungenerkrankung notwendig war, kann dies hier notiert werden.	S. 53, 58, 59
Empfehlung zum Tabakverzicht	Der vielleicht schwerste Schritt für einige Betroffene. Das Aufhören mit dem Rauchen. Tabakrauch schadet Ihren Bronchien wie kaum ein anderes Atemgift. Deshalb sollte die erste Maßnahme nach dem Verlassen der Praxis möglichst der Verzicht auf den Glimmstängel sein.	S. 79–85
Dokumentationsintervall	Hier notiert der Arzt, ob die Folgedokumentation jedes oder nur jedes zweite Quartal durchgeführt werden soll.	S. 96–100

Ihr Behandlungsplan

Zusammen mit Ihrem Hausarzt besprechen Sie die Behandlungsstrategie. Neben der Medikation geht es vor allem um eine Anpassung Ihres Lebensstils, bspw. darum, wie Sie Ihren Alltag trotz COPD besser meistern können. Festgelegt werden außerdem die anstehenden Schulungstermine. Bitte notieren Sie sich diese Kursangebote, damit Sie lückenlos am DMP teilnehmen.

Zusätzlich geht es um die weiteren Untersuchungstermine. Denn regelmäßige Arztbesuche sind das A und O für eine erfolgreiche Therapie und gehören ab jetzt nun einmal dazu. Veränderungen im Krankheitsverlauf können so frühzeitig erkannt und die Therapie ggf. darauf angepasst werden.

DAS BASISPROGRAMM

Eine erfolgreiche Behandlung besteht aus drei Teilen:

1. Der erste Baustein sind Sie selbst. Hier müssen Sie gleich die erste große Herausforderung meistern, werden aber auch dafür belohnt. Geht es doch darum, die Verschlimmerung der COPD aufzuhalten. Ihre erste Aufgabe kann darin bestehen, COPD-Auslöser in Ihrem Umfeld zu reduzieren. Vor allem Raucher haben den ersten schwierigen Test zu bestehen: Verabschieden Sie sich von der Zigarette, Zigarre oder Pfeife (siehe ab S. 79).

2. Bei der COPD ist es unumgänglich, eine auf Sie individuell zugeschnittene medikamentöse Therapie zusammenzustellen. Hierfür stehen gut wirksame und verträgliche Substanzen zur Verfügung, die richtig angewendet die Lungenfunktion so weit verbessern können, dass in den meisten Fällen ein normaler Alltag wieder möglich ist. Ihr Arzt wird mit Ihnen ausführlich über Wirkungen und Nebenwirkungen sprechen. Damit die verordneten Medikamente den bestmöglichen Effekt freisetzen können, müssen Sie den richtigen Umgang mit ihnen souverän beherrschen (beispielsweise die Inhalation oder die eigenverantwortliche Anpassung der Dosis bei einer Veränderung der Beschwerden).

3. Bei jedem Untersuchungstermin legen Sie zusammen mit Ihrem Arzt neue und konkrete Behandlungsziele fest. Es kann beispielsweise darum gehen, die Häufigkeit von Infektionen zu reduzieren oder mit dem Rauchen aufzuhören. Wenn dieses Ziel gar zu hoch erscheint, ist auch schon die Verringerung der täglichen Zigarettenmenge ein bescheidener Anfang. Ihr

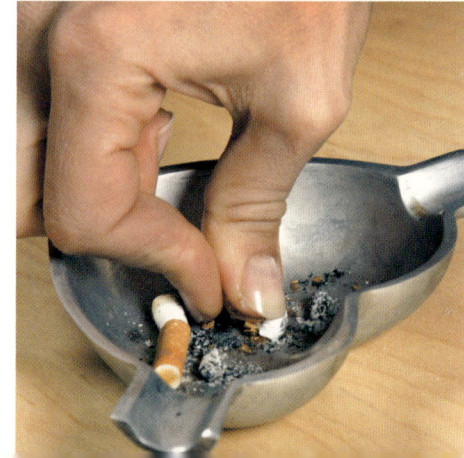

COPD-Tagebuch sollte bei jedem Arztbesuch Ihr treuer Begleiter werden und Aufschluss über die Zeit zwischen den Arztbesuchen geben können.

ZUSÄTZLICHE BAUSTEINE

Wie jede Behandlung so ist auch die Therapie der COPD an einem Stufenschema ausgerichtet. Sollte Ihre COPD trotz umfangreicher medikamentöser Maßnahmen und einer Anpassung des Lebensstils nicht zu stabilisieren sein, kann Ihr Arzt prüfen, ob weiterführende Möglichkeiten bestehen, die Erkrankung in den Griff zu bekommen. Hierzu zäh-

Folgende Ziele sollten Sie mit dem DMP-Programm COPD erreichen können:

Vermeidung und Verringerung von

- *Akuten und chronischen Krankheitsbeschwerden wie Atemnot oder schwere Verschlechterungen*
- *Akuten Notfällen und Folgeerkrankungen.*
- *Beeinträchtigungen durch die Erkrankung, die Sie bei körperlichen und sozialen Aktivitäten und im Alltag behindern*
- *Einem schnellen Fortschreiten der Erkrankung*
- *das Anstreben einer bestmöglichen Lungenfunktion*
- *Reduktion der COPD-bedingten Sterblichkeit*

All dies bei einer Lebenserwartung, die der von Gesunden möglichst entspricht.

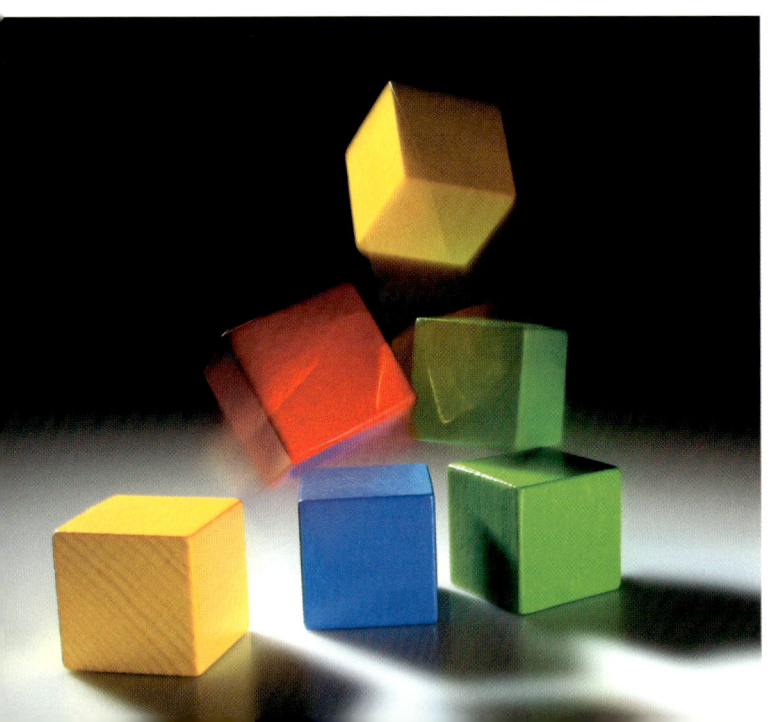

len bspw. Rehabilitationsmaßnahmen. Auch hier gilt: Geben Sie nicht auf. Fragen Sie Ihren koordinierenden Arzt, welche therapeutischen Optionen noch in Erwägung zu ziehen sind.

SPORT UND REHABILITATION

Ihr Arzt wird Sie sicherlich bei Ihren regelmäßigen Treffen darauf hinweisen, wie wichtig körperliche Bewegung bei einer COPD ist. Empfohlen wird generell (Details hierzu finden Sie ab S. 87) ein Training mindestens einmal pro Woche. Welche Übungen für Sie geeignet sind, hängt vom Schweregrad Ihrer Erkrankung ab.

Eine zusätzliche Rehabilitation, beispielsweise über zwei bis vier Wochen in einer spe-

Wann muss ich zum Spezialisten?

Ihr koordinierender Arzt kann eine dauerhafte Versorgung sehr gut sicherstellen. In einigen Fällen kann ein Spezialist für Lungenerkrankungen darüber hinaus hinzu gezogen werden. Dies ist unter den folgenden Voraussetzungen zu empfehlen:

- *Sie wurden kürzlich aufgrund Ihrer COPD von einem Notarzt oder einer Notfallambulanz behandelt*
- *Bei Ihnen wird die Behandlung mit Cortison in Tablettenform oder Spritze/Infusion über längere Zeit erwogen*
- *Es treten bei Ihnen Begleiterkrankungen auf, die genauer untersucht werden müssen (bspw. Asthma)*
- *Der Erfolg der Therapie stellt sich nicht oder nur sehr langsam ein*
- *Es besteht der Hinweis, dass für Sie eine ergänzende Therapie mit Sauerstoff in Frage kommt*
- *Es besteht der Verdacht, dass Ihre COPD durch Ihren Beruf ausgelöst wurde*

zialisierten Klinik, kann Ihnen dabei helfen, langfristig Ihren körperlichen Gesamtzustand und damit auch die COPD zu verbessern: Ziel dabei ist es, das Leben mit COPD einfacher zu gestalten. Einige Betroffene können sogar wieder – trotz langer Abwesenheit – in die Arbeitswelt zurückkehren oder ihren erlernten Beruf über viele Jahre hinweg fortsetzen.

Ob und in welchem Rahmen für Sie eine solche Rehabilitation in Frage kommt, wird Ihr koordinierender Arzt entscheiden und mit Ihnen besprechen.

KONTINUIERLICHE BETREUUNG

Das DMP COPD verfolgt als ein wesentliches Ziel, dass Sie und Ihr Arzt ein Team bilden. Dies ist weit mehr als eine nett gemeinte Worthülse. Ob die Zusammenarbeit erfolgreich ist, hängt von beiden Partnern ab. Regelmäßig werden Fortschritte und Rückschläge gemeinsam besprochen und Lösungsmöglichkeiten gesucht. Wichtig ist, dass Sie Veränderungen, bspw. wie oft und unter welchen Umständen Sie Atemnot oder niedrige Peakflow-Werte hatten, Ihrem Arzt mitteilen. Er kann nur so gut sein wie die Rückmeldungen, die Sie ihm geben. Sprechen Sie darüber, wie Sie mit den empfohlenen Medikamenten zurechtkommen oder was sich aus Ihrer Sicht noch verbessern ließe.

Haben Sie schon Erfolge aufzuweisen, können Sie gemeinsam mit Ihrem Arzt Ihre Ziele neu definieren. Besonderes Augenmerk sollten Sie dabei auf neu aufgetretene Symptome und Beschwerden legen und Ihrem Arzt umgehend mitteilen, sobald Sie stationär oder notfallmäßig behandelt wurden. Gemeinsam können Sie sich dann die Frage stellen, ob die festgelegte Medikamentenstrategie noch die richtige ist oder angepasst werden muss.

Der größte Nutzen des DMP COPD liegt darin, dass Sie und Ihr Arzt bei jedem Treffen Ihren gemeinsam erarbeiteten Behandlungsplan neu überdenken. Es gibt nicht „die eine" richtige Therapie, sondern vielmehr eine, die exakt an Ihre Bedürfnisse und Symptome zu jeder Zeit und in jedem Stadium Ihrer Erkrankung angepasst ist.

Glossar – die wichtigsten Fachausdrücke

Allergen > Substanz, die eine Allergie hervorruft

Allergie > Überempfindlichkeit gegenüber körperfremden, eigentlich unschädlichen Substanzen

Alveolen > Lungenbläschen

Anamnese > Erhebung der Krankengeschichte

Antibiotika > Medikamente, die Bakterien abtöten oder deren Vermehrung hemmen

Anticholinergika > Bestimmte Sorte von Medikamenten, die die Bronchien erweitern

Asthma > Entzündung der Atemwege mit einer Überempfindlichkeit der Bronchien und anfallsweise auftretendem Husten oder Atemnot

Auskultation > Abhören der Lungen mit dem Stethoskop

Beta-2-Sympathomimetika > Medikamente, die die Bronchien erweitern

Blutgaswerte > Menge der Gase, die im Blut vorhanden sind (Sauerstoff, Kohlendioxid etc.)

Blutsenkung > Unspezifisches Verfahren zum Nachweis einer Entzündungsreaktion im Körper

Breitbandantibiotika > Antibakterielle Medikamente, die möglichst viele verschiedene Bakterien abtöten oder an ihrer Vermehrung hindern

Bronchialobstruktion > Verengung der Bronchien (führen die Luft von der Luftröhre zu den Lungenbläschen)

Bronchien > Transportieren die Atemluft von der Luftröhre zu den Lungenbläschen

Bronchiolen > Kleinere, dünner werdende Verzweigungen der Bronchien

Bronchitis > Entzündung der Schleimhäute in den Bronchien

Bronchodilatatoren > Medikamente, die die Bronchien erweitern (z. B. Beta-2-Sympathomimetika)

Bronchoskopie > Untersuchung der Atemwege mit einem Schlauch, durch den der Arzt in die Bronchien sehen und Proben entnehmen kann

Bronchospasmolyse > Entkrampfung der Bronchialmuskulatur durch Medikamente (z. B. Beta-2-Sympathomimetika)

Bronchospasmolytika > Medikamente, die die verkrampften Muskeln in den Bronchien lockern

Computertomographie (CT) > Computergesteuertes Verfahren, bei dem der Körper in einer Röntgenröhre Schicht für Schicht durchstrahlt wird

Cortison > Körpereigenes Hormon, das in der Nebennierenrinde gebildet wird und entzündungshemmend wirkt; viele Medikamente sind mit diesem Hormon verwandt

Compliance > Bereitschaft eines Patienten zur Mitarbeit bei der Therapie und zur regelmäßigen Durchführung der verordneten Maßnahmen

COPD > chronisch atemwegsverengende Lungenerkrankung, auch in Kombination mit einem Lungenemphysem, meist durch Rauchen verursacht

Dosieraerosol > Treibgasgetriebenes Dosiergerät zum Einatmen von Medikamenten, z. B. Beta-2-Sympathomimetika, Anticholinergika

Emphysem > Siehe: Lungenemphysem

Exazerbation > Akute Verschlechterung einer Erkrankung; im Falle der COPD mit Atemnot; häufig ausgelöst durch eine Infektion der Atemwege mit Bakterien oder Viren

Exspirium > Ausatmung

Feuchtinhalation > Bei der Feuchtinhalation wird das Medikament in wässriger Lösung mit Hilfe eines Düsenverneblers, Druckverneblers oder Ultraschallverneblers eingeatmet

Giemen > Pfeifendes Atemgeräusch, häufig verbunden mit Brummen

Glukokortikoide > Gruppe von entzündungshemmenden Medikamenten, die mit dem körpereigenen Hormon Cortison verwandt sind

Hyperreagibilität > Gesteigerte Reaktionsbereitschaft der Bronchien

Hypoventilation > Minderbelüftung der Lunge, unzureichende Sauerstoffversorgung

Kombinationspräparate > Medikamente, die unterschiedliche Wirkstoffe enthalten; im Falle der COPD werden häufig eine Substanz gegen die Dauerentzündung als auch eine gegen die Atemwegsverengung miteinander kombiniert.

Lungenemphysem > Beim Lungenemphysem sind die kleinsten Bronchien und die Lungenbläschen dauerhaft erweitert (Überblähung) bzw. zerstört, die Lungenstruktur wird zunehmend zerstört

Lungenbläschen (s. a. Alveolen) > Endaussackungen der kleinen Luftröhrenäste in den Lungen

Lungenfunktionsdiagnostik (Spirometrie, Bodyplethysmographie) > Verfahren zur Überprüfung der Mechanik des Gasaustausches der Lungen

Lungen-Perfusions-Szintigraphie > Verfahren zur Beurteilung der Lungendurchblutung

Lungen-Ventilations-Szintigraphie > Verfahren zur Beurteilung der Lungenbelüftung und des Gasaustausches

Nervus parasympathikus > Gegenspieler des Sympathikus; verursacht eine Verengung der Bronchien und dämpft zahlreiche Körperabläufe

Nervus sympathikus > Teil des unwillkürlichen Nervensystems, der für die Aktivierung vieler unbewusster Vorgänge im Körper verantwortlich ist, wie zum Beispiel für die Zunahme des Herzschlags und die Erhöhung des Blutdrucks bei Angst, Wut oder der Flucht; bewirkt u. a. eine Erweiterung der Bronchien

Noxen > Stoffe, die auf den Körper schädigend, giftig wirken

Obstruktion > Verengung (hier der Atemwege)

obstruktiv > Verengt, eingeengt

Peakflow > Maximale Atemstromstärke bei stärkster Ausatmung

Peakflow-Meter > Messgerät, das die Spitzengeschwindigkeit der Luft beim Ausatmen misst

Perfusions-Ventilations-Szintigraphie > Siehe Lungen-Perfusions-Szintigraphie

Placebo > Scheinmedikament, d. h. ohne Wirkstoff

Pneumologie > Lehre von den Erkrankungen der Atmungsorgane

Pneumonie > Lungenentzündung

Prick-Test > Allergie-Haut-Test

Prostaglandine > Hormonähnliche körpereigene Substanzen, die eine Rolle bei der Entstehung von Fieber, Schmerzen und Entzündungsreaktionen spielen

Pulverinhalator > Dosiergerät zur Inhalation von Medikamenten, die in Pulverform vorliegen

Somnolenz > Bewusstseinsstörung mit Schläfrigkeit, die z. B. durch eine erhöhte Kohlendioxidkonzentration im Körper bei COPD hervorgerufen werden kann

Spirometer > Gerät zur Messung der Lungenfunktion

Sputum > Auswurf, der Schleim, der abgehustet wird

Theophyllin > Medikament, das die Bronchien erweitert

Thorax > Brustkorb

topisch > Örtlich, z. B. örtliche Anwendung eines Medikaments wie bei den topischen Glukokortikoiden, die praktisch nur in den Bronchien wirken

Ultraschallvernebler > Ultraschallgesteuertes Gerät zur Inhalationsbehandlung bei COPD u. a. Atemwegserkrankungen

WHO > Weltgesundheitsorganisation, Gesundheitsorganisation der UN, gegründet 1948

Stichwortverzeichnis

Impressum

Herausgeber:

AOK Bundesverband
Kortrijker Straße 1
53177 Bonn

Deutscher Hausärzteverband e. V.
Theodor-Heuss-Ring 14
50668 Köln

Gunther Vogel
ZDF
55100 Mainz

Die Autoren:

Thomas Bausenwein
Dr. med. Dierk Heimann
Carolin Darschin
Gunther Vogel
Dr. med. Michael Wittmann,
Bad Reichenhall
Dr. med. Gerhard Schillinger

Redaktion:

Carolin Darschin, Katrin Ebel

Gestaltung:

Christian Schlimper, Mainz

Druck und Verarbeitung:

B&K Offsetdruck GmbH,
Ottersweier

Bildnachweis:

medi cine medienproduktions gmbh

Fotografie:

Michael Jarmusch

Die Inhalte dieses Buches basieren auf der
11. Änderungsverordnung des Risikostrukturausgleichs
vom 22. Dezember 2004.

Hinweis:

Die Informationen in diesem Buch sind von den Autoren, der Redaktion und den Herausgebern nach bestem Wissen und Gewissen sorgfältig erwogen und geprüft, stellen aber keinen Ersatz für eine medizinische Betreuung jeglicher Art dar. Dies gilt insbesondere für die in diesem Buch vorgestellten Heilmittel, die je nach Konstitution des Anwenders Überempfindlichkeitsreaktionen auslösen oder zu Nebenwirkungen führen können. Bevor Sie ein hier aufgeführtes Heilmittel bei sich anwenden, sollten Sie daher in jedem Fall vorab mit Ihrem Arzt oder Apotheker Kontakt aufnehmen und sich entsprechend beraten lassen.

Autoren, Herausgeber und Redaktion übernehmen keinerlei Haftung für etwaige Personen- oder Sachschäden, die sich aus Gebrauch oder Missbrauch der in diesem Buch aufgeführten Anwendungsmöglichkeiten ergeben.

Lizenz für

durch: ZDF Enterprises GmbH
ZDFE 2005 – Alle Rechte vorbehalten

Copyright für diese Ausgabe

© 2005 medi cine medienproduktions gmbh
Lise-Meitner-Straße 9
55129 Mainz